U0098120

醫生好忙！

看診、巡房、開刀之外，詼諧又真實的醫界人生

蓋瑞醫師——著

FOREWORD
推薦序

蓋瑞是本神奇的百科

我是鐵甲詠，蓋瑞從小的鄰居以及國中到台大醫學系一路上的同學。

去年蓋瑞告訴我他出書的時候，由於蓋瑞一直是個跳痛、搞怪的人，我直覺這傢伙應該在騙我。認真的看了一眼月曆確定不是愚人節的同時，他也拿出了實體書給我看，那時我才驚覺，這肥宅真心沒騙我。不只如此，很快的《醫學系在幹嘛》就二刷了。雖然蓋瑞一臉肥宅樣，但現實生活中的他總是能帶來一波接著一波的各種驚喜，去年我還在驚訝他出了書，這一刻我正在為他的第二本書寫推薦序，這也算是一貫的蓋瑞驚喜吧？

如果有人問我是什麼值得大家擠破頭考進台大醫學系？那肯定是，能結交一群聰明絕頂且各個身懷絕技的朋友，哪怕你某天突然想學寫程式、想學法文、想學小提琴、想學算命，你總是找得到精通那方面的同學，就連哪天心情不好想聽笑話，也有蓋瑞和皮卡昌這樣的人能馬上生出一堆猥瑣的爛梗給你。從台大醫學系畢業的那天，看著大家一個個上台撥穗，我深深的感到自己是何其榮幸，作家林良說：「朋友就像一本一本的好書。」班上就像是一套珍藏的大英百科全書。

蓋瑞不例外的也是本神奇的百科，從小就名列前茅的他，連上了大學都不斷的搶著第一，和邦妮成為第一對班對、第一組結婚、第一位當爸。除此之外，這本百科總是以詼諧生動，夾雜各種冷門鬼點子的角度看著世界。他可以用輕鬆的方式回憶醫學生生涯，也會發現醫生的養成不是只有背誦和考試，而是一段充滿各種體驗的精采冒險。這本書會為你揭開醫生的神祕面紗，許多的情境與蓋瑞的思維，絕對能提供給讀者生活應對進退的靈感與無窮的樂趣。

台大醫院帥哥醫師

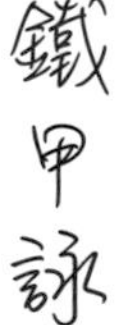

PREFACE
作者序

就讓菜鳥醫師，帶給你些許歡笑吧

從開始分享醫學系的故事到現在，在醫學的路上又多走了幾年，常常很慶幸自己有記錄下一些難忘的回憶，得以在未來時慢慢回味一路上的風景。

當醫生的有趣之處除了能接觸蓬勃發展的醫學知識，更難能可貴的是能接觸到各式各樣的人們，並參與他們生命中的一小部分。這條路上有許多難忘的景色，有新生命到來的喜悅，有對抗疾病的勵志，也有摯愛離世的哀傷。然而，醫院終究是治療疾病的地方，在多數情況下醫院裡都是疾病相關的故事，悲傷的成份也理所當然的多了一點。

但就像每朵烏雲裡都透著一絲亮光一樣，在充滿無奈的醫院故事裡仍有著樂觀，更不乏充滿渲染力的正面情緒。走在醫學這條路的每一天，許多的情感與體悟也豐富了自己的生活，不論是醫院裡或者是醫院外的生活。

比起分享醫院裡的悲傷，我更希望能讓大家看到裡頭的歡笑，透過這些故事，希望能讓讀者們在生活中也能找到自己的笑聲，在每次的不如意總能苦中作樂。

最後，謝謝一路以來看著我分享故事的朋友們，你們的支持是我走下去的動力，祝福所有的讀者都能過著自己心目中的生活。

蓋瑞醫師

CONTENTS

目錄

CHAPTER 1 醫師哪有這麼帥?!

CHAPTER 2
醫師想對你說……

CHAPTER 3
醫師的生活其實超刺激

CHAPTER 1

醫師哪有這麼帥?!

一樣米養百樣人，
醫院裡也有各種醫師！

VOL.01

外科神手的養成

開刀？前輩說了算！

在內科的會議裡，
許多醫師看著中年男性的電腦斷層圖，
煩惱著後續的治療方針。
究竟是要勸家屬放棄而改走安寧緩和，
還是要積極地採用高風險的治療……。

「這個腫瘤已經到十分末期，並且可能侵襲許多重要的器官，目前能給的治療很有限……」

「但是，病患才四十歲，小孩也還小，家屬說什麼也不願意放棄……」

「一般來講，這麼大的腫瘤開刀如果能成功，手術的預後會好很多。」

「不過這顆腫瘤這麼深，位在這麼多血管和重要器官交界……開刀的風險簡直逆天啊……」主治醫師們繼續討論著。

大家如果上網搜尋癌症的治療方式，往往都會出現開刀這個選項，但要不要開刀其實需要全面的考量，有時候，開刀對於治療不見得有幫助，只是徒增手術的風險。好比說，像多重轉移的末期癌症，要切掉的腫瘤全身都是，有些部位切起來充滿風險，切完又可能會有許多併發症，外科醫師往往也不願意去挑戰醫學的極限，嘗試一次不見得有效的手術。

那該怎麼辦呢？請家屬放棄治療，還是要去賭那微乎其微的成功率？

CHAPTER 1

醫生哪有這麼帥？!

被拱出來的拆彈高手

「啊啊！我遲到了拍謝拍謝，現在講到哪了？」院內大老張天師搔著頭，姍姍來遲。

「唉唷！喔！這Tumor（腫瘤）怎麼這麼大，幾乎沒救了對吧？」張天師是圈內的權威，一看到資深的他到來，病患的主治醫師馬上詢問他的看法。

「唉，病患才四十歲，家屬都不願意放棄，目前預估大概剩半年壽命吧……老師有什麼好建議嗎？」

「這個簡單，找外科來開就對了。」

「老師別說笑了……這樣的腫瘤有哪個外科醫師肯開呢……？」

「呵呵，這種鮈，我都找吳拆彈來開，呵呵呵呵。」張天師陰險地笑了笑。

說完，張天師馬上拿起手機打了通電話，由於張天師的手機開超大聲，所以電話那端吳拆彈的回應在安靜的討論室裡十分清晰。

天將降大任於斯人，必先苦其心志，能成為外科高手也正是這個道理吧！

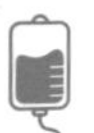

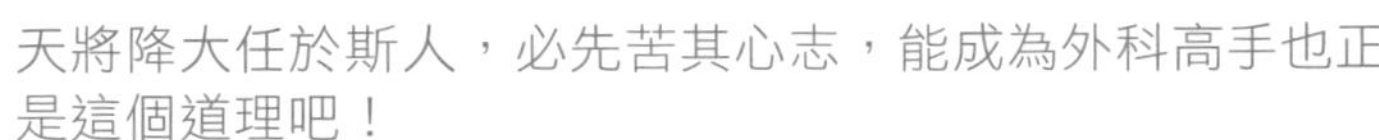

「吳拆彈噢？我張天師啦？哇不好意思打擾你，我這邊齁，有一個末期癌症的case啦，啊這個刀我看大概只有你能開掉了吧？來，我病歷號給你！」

「啊是！老師好，老師請說。」吳拆彈慌忙地回應。

「是這樣啦拆彈，病患家屬不想放棄啦，啊這顆附近動脈是很多很難開沒錯啦，不過我想你應該可以開掉吧？」

「咦啊！老師我正在看他的電腦斷層……這顆……有點……」

「唉唷你OK的，一句話，開還是不開？」張天師軟硬兼施地說著。

「呃好，老師，我下午先去看病患，再報告給老師好不好？」

「好，我就當你答應了，等你開刀成功，先跟你說謝謝啦！」

就這樣，吳拆彈飛來橫禍，張天師丟了一枚大炸彈給他，也就是一台超級難開的手術。

我記得下午時，吳拆彈走到病床旁，眉頭深鎖的和病患解釋開刀的風險，神色哀淒，面色凝重。

「這個齁，這台刀失敗率非常高，開完一定要住加護病房，確定要開嗎？」

「是的，拜託您。」

「那個……不再思考一下嗎？不開刀的話就是安寧治療，還有幾個月壽命，開刀的話很可能就……」

「沒關係，我願意嘗試，拜託您！」

眼看再也推不掉，吳拆彈深吸一口氣，打電話安排開刀房。

聽說，吳拆彈自從十幾年前當上主治醫師後，就因為太憨厚老實，每次都在張天師好說歹說的威逼利誘下，接下許多外科醫師根本不會想開的刀，久而久之，變成了拆炸彈的箇中高手。

太會拆炸彈也不是好事，從此只要一有類似的困難手術，大家都會在張天師的大力推薦下，把燙手山芋般的病患全送給吳拆彈，讓他萬劫不復，深陷狂拆炸彈的惡性循環。

這位病患最後怎麼了呢？吳拆彈再次拆彈成功，一直到兩年後我畢業，都還有看到病患回診的紀錄。

維持熱血！一點也不容易

「這種很難開的齣，不要找老陳或其他人，他們一定不想開，這種就要施壓給年輕的吳拆彈，騙他去開。」張天師在會議上的神情仍然歷歷在目。

孟子曾說：「天將降大任於斯人也，必先苦其心志。」吳拆彈之所以成為拆彈天王，大概也是這樣的道理吧？

許多醫師年輕時都像吳拆彈一樣勇敢積極，但這樣的熱血常常會在一次次碰壁後被澆熄。這個案例中吳拆彈安全下莊，帶來了皆大歡喜的結局，不過偶爾也會遇上開刀失敗的情形，有時候滿腔熱血的幫忙，病患卻死於成功率本來不高的手術或者術後併發症，難免會面臨部分家屬的責難。

已經不知道看過多少次醫師勸家屬別開刀，但不論病患還是家屬都執意要追求那一線生機。

「醫師拜託了，小孩還小一定需要我……」

「但是，這個手術風險和致死率都很高喔，已經考慮清楚了嗎？」

「沒關係，開刀可以讓我多活幾年的話，我願意冒險！」

簽完同意書開完刀後，病患卻死於併發症，這樣的結果好像也不是那麼讓人感到意外。雖然術前就已經清楚告知並討論過，但當壞消息真正發生時，並不是每個人和家屬都能坦然，甚至多數人都是抱著「一定能成功」的想法。希望破滅後，有些人慢慢走出悲傷，有些人則討價還價的質疑選擇，試著在過程中找出「應該要改進」的地方，最後衍生成醫療糾紛。

「醫師有告知嗎？病人他自己同意可是我們家人不同意啊？」

只要行醫夠久，幾乎都會遇上類似的事情，一次、兩次的灰心後，積極的熱血還能維持多少呢？

蓋瑞醫師的OS

手術對醫師和病患而言都像打一場仗。誰不希望能成為拆彈高手呢？身為醫師，要是能得到病患和家屬的信任，那就再高興不過了！

VOL.02

醫病溝通的強大魅力

師奶殺手王帥帥

有些病人一見到醫師，病就好了一大半。
能夠獲得病人信任的醫師，是醫界裡人人稱羨的。
但是怎麼樣能夠取得病患的信任呢？
讓我們看看王帥帥的故事！

王帥帥醫師因為長得帥，講話體面又斯文，問診鉅細靡遺的他，在醫界走跳幾十年後，累積了一批，更正，一大批的婆婆媽媽死忠病患。

這些病患的陣仗真的很誇張，凌晨就陸續有人來到醫院過夜，等著一早搶先掛王帥帥的門診。就算一大早就到現場排隊，看到醫生的時間通常也是中午甚至下午的事了，稱她們為鐵粉也不為過。

如果醫界也有米其林，王帥帥醫師的門診絕對拿滿三顆星。

王帥帥醫師的魅力

學校常常會教，醫病溝通的重要性並不亞於醫術，王帥帥完美的證實了這件事。並不是說他醫術不好，我指的是，有時候病狀還不知道是什麼，治療也還沒開始，病患就已經好了。

「學弟，我們就等抽血檢查出來，再看看要給他什麼治療，先繼續給生理食鹽水沒關係！」

「走，我們去看看病人。」

一來到病床旁，剛剛病房裡那個滿臉病容的中年女子不見了，變成了一位笑容可掬的阿姨。

「啊唷！王醫師，我覺得身體舒服很多了，還是你調的藥最有用！不枉費我這次住院了！」等等，那真心是包生理食鹽水啊！

王醫師對這種事早已習以為常，笑著和病患聊天送暖，而當時旁邊的幾個學生，包含我，全部都瞠目結舌。

和王帥帥查完房後，堪稱醫界最憤世嫉俗的陳大砲學長馬上開始連珠炮的向一票學生碎念。

「馬的，什麼叫他調的藥最有用？那包生理食鹽水叫他去外面買，十塊錢解決，連住院都不用。」

「我剛剛帶蓋瑞去問病史時，那個阿姨對蓋瑞兇到不行欸！」

「王醫師是有多帥蛤？頂多跟蓋瑞差不多吧？而且髮線還比蓋瑞後面，他這根本邪教啊！」

是說，姑且假設「王帥帥和我差不多帥」這句話是正確的好了，就算這樣，當時王帥帥五十六歲，而我則是二十四歲，在這樣的前提下還打成平手，一股莫名的辛酸，淡淡的哀傷。

醫病溝通比醫術重要

我想各行各業甚至人與人的互動都是這樣，只要能建立互信，什麼都好說。

「各位同學，請你們來投票，大家覺得要當病患喜歡的好醫師，下面三項哪個最為重要，只能單選。」記得大二時的小組討論課，老師曾經問我們整組人員這樣的問題。三個選項如下：醫德、醫術、醫病溝通，這三個選項都有人支持，在經過投票統計後，多數的同學投給了醫術。

「這題沒有絕對的答案，看起來大部分同學都認為醫術最為重要，我年輕時也是這麼想的。」老師微笑著繼續說：「但隨著我在醫院又過了幾個十年，現在的我覺得醫病溝通會是更重要的選項。」

學生時期的我對這番言論沒有太多認同，一直到在臨床後，我才感受到醫病溝通的重要性，尤其在分別遇到烏魚子伯和教授伯後，信任和醫病溝通的重要性更不言而喻。

烏魚子伯懇切的信任

烏魚子伯是一位癌末的阿伯，因為肺炎而住院，十分健談和愛發問。

「啊！少年醫師，我們有認識一個也是肺癌的朋友，用手術切掉腫瘤，啊我這個怎麼不行？」

「你這個比較末期了，這種一般都建議先化療、放射治療後再看看啦！」

「唉唷！這好複雜，不過我相信你們啦！」

「吼啊捏噢……啊還有我的高血壓控制得不好，聽說有一顆藥ＸＸＸ很厲害，可以開給我嗎？」

「阿伯你心臟和腎臟功能都不太好，我們先從別的藥試試看啦！」

「蛤！是噢！怎麼那麼奇怪？好啦就聽你們的！」

他總是問一大堆問題，然後在我解釋過後似懂非懂的點頭。即便多數情況他都是有聽沒有懂，他還是會選擇相信我們，並且笑著摸摸自己的外套口袋，拿出幾塊烏魚子一口酥給我。

「謝謝你們啦，這個給你吃。」

「阿伯你怎麼有這麼多這個？太厲害了吧！」

「嘿啊，我就是在興達港做這個的，你要的話我還有很多，當零嘴不錯啦！」

然後，他又從口袋拿出更多烏魚子，撕開包裝後豪邁的一口吃掉。

隨時可以從口袋拿出一堆烏魚子，正所謂烏魚子版哆啦A夢，除此之外，稍微算了一下那件外套光口袋的烏魚子就上千元，價值也不輸名牌了。

教授伯的層層心防

教授伯則是另一個極端，同樣癌末的他對於自身的病情與醫師的處置一清二楚，但一開始醫病溝通便進行的很不順利，始終很難對我們建立信任的他，處處質疑醫院的處置。

「第一個醫生沒有幫我把營養針那些湊到保險實支實付的數字，實在是齁……」教授伯最常掛在嘴巴裡的便是這句話。

在缺乏互信的前提下，不只討論醫療決策，就連幫他訂醫院的餐食都要經過重重難關。

「這次有需要訂醫院的餐點嗎？」

「要，早餐記得把粥換成饅頭。」

「好，早餐換成饅頭，還有什麼其他的需求嗎？」

「哼，別提了！上次連實支實付都沒用好，這次訂餐最好不要也沒弄好……」他一如往常的碎念。

教授伯和烏魚子伯兩者是明顯的對比，烏魚子伯雖然對病情和處置不甚了解，但對他來講，這些醫療細節就交給他信任的這些「好醫生」；相反的，知道我們所有處置的教授伯反而對每個步驟處處質疑提防，在他眼裡，或許我們都不是「好醫生」吧？

良好的醫病溝通正是王帥帥能有一批死忠信徒和粉絲的原因，同時也是要成為好醫師的必經之路，在醫院裡，信仰的力量遠遠超乎想像。

蓋瑞醫師的OS

對醫師們來說，努力地獲得病患的信任，使病患得到更好的治療，都是臨床生活的重要課題！

VOL.03

我的醫師偶像

新：無欲則剛

我們常被鼓勵要做自己，
但在職場上做自己，其實不容易。
醫院與其他職場一樣充滿雜務，
得有那麼一些本錢，
才能霸氣的與上級對著幹。

部門裡來了個很帶種的學弟，綽號阿威。

阿威基本上突破了所有職場裡的前輩晚輩制度，他做事秉持著自己的理念，隨心所欲，從不在乎上級要求的文件評鑑，也不看主管的臉色追求績效。

「這些雜事為什麼一定要我們來做？負責的人不是那些老屁股嗎？」

「沒什麼好不據理力爭的，工作範圍本來就定得好好的，憑什麼資深的就可以把事情丟給下面的來？」

「我就是不做，跟他們比氣長，看誰先受不了。」他看著一疊疊紙本資料，氣定神閒地說。

阿威的霸氣可不是一時氣話，他言行合一的奉行自己的堅持，只負責自己的業務範圍，任何額外加諸於他身上的業務都會被果斷拒絕，而這樣的舉動也讓上級傷透了腦筋，畢竟平時都不是自己在處理雜務，一時之間也不知道該怎麼消化這些工作。

我們都是阿威的鐵粉

阿威的一舉一動感動了學長葉胖，說是學長，但終究是身處醫療金字塔底層的年輕醫師群，總是負荷大量由上而下的雜務，對於底層醫師的心聲自然也心有戚戚焉。

某天午餐時間，葉胖趁著阿威不在時，主動把話題帶到了他身上。

「蓋瑞，你不覺得阿威簡直是我們的偶像嗎？他超敢的！」

「這就是所謂無欲則剛吧，當你走出一般社會的規矩框架，也別無所求，自然沒什麼能威脅你。」

葉胖劈哩啪啦的，講起出社會後的各種枷鎖、考績和績效評等讓人兢兢業業，上對下的不平等讓菜鳥被迫共體時艱……最後都是帶到這位新來的學弟是如何打破這種平衡，「無欲則剛」這個成語出現了無數遍。或許葉胖對無欲則剛的定義和原出處有些出入，但不能否定的是，社會上的確充滿了牢籠和許多不敢不遵循的規矩。

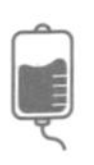

社會上充滿許多必須遵循的規矩，醫院裡也是如此。

勇敢走出自己的路

我們擔憂所作所為可能引來的非議，我們害怕不循規蹈矩的後果，常常在每天的生活和工作中感到綁手綁腳，為了他人的青睞而卑微，小時候以為長大後我們可以掌控自己的生活，直到成為大人後，才發現世界有這麼多的牢籠。其實，旁人的觀感和評論並不能真正的傷害到我們，人生的路是自己在走的，問心無愧便能走得坦蕩蕩，正如同學弟阿威一樣。

「學長說的是！我也覺得阿威學弟做的是正確的，他是位革命家！」我也成為阿威 style 無欲則剛的鐵粉。至於之後輾轉得知阿威家經營醫院母企業，爺爺是醫界大老，以及他不打算做的雜務主管已經分配給我，又是另一個故事了。

蓋瑞醫師的 OS

我們常常得為生活遵循規矩，但適時的苦中作樂一下也是無妨啦！

VOL.04

前輩的超強記憶力

人在做前輩在看

醫院裡的前輩們，記憶力好的人比比皆是。
雖然說以醫學的特性來說，好的記憶很吃香，
不過，這種過目不忘的記憶超能力，
要是不用在病人身上，
而是用在菜鳥醫師身上的話……。

前陣子，在家附近的全家便利超商門口，總會有個穿著白色吊嘎的阿伯微笑的看著我。第一次遇到他，是在久違的跑完中正紀念堂後。

「啊嘶！今天真是太為自己感到驕傲了，跑完了一圈。」

「這種高強度的肌肉痠痛和吃力感，減肥有望，呵呵呵。」

「很瘦很棒，是時候犒賞自己一下了。」我心裡想著。然後，就拐進中正紀念堂旁的全家便利超商買阿華田喝。

正是在那邊，我遇到了吊嘎阿伯。

頭髮稀疏的阿伯站在門口，全家明亮的燈光照在他的頭上微微反光，他總是一邊甩著手一邊偶爾踢踢腿，在每一次賣力的踢腿，似乎都在展示他的穿搭：紮得很高的卡其短褲，配上毛襪與機能涼鞋。

買完阿華田一飲而盡的我，發現這位阿伯正盯著我瞧，眼帶笑意地朝我點了點頭。

「……？」出於習慣，我也向他點了一下頭。或許是個很友善、很愛社交的阿伯吧？我也沒多想什麼，走了回家。

吊嘎阿伯的的驚人記憶力

幾天後，我又在跑了一圈中正紀念堂後，帶著滿心的成就感踏進全家買阿華田，而這次在進入全家前，常駐於門口的阿伯問候了我。

「運動完啦？」他笑著我說。

「嗯……？是啊！哈哈。」愣了一下後，我尷尬地擠出笑聲，走進了超商。

看這態勢，阿伯想在門口抓人聊天，我得避避風頭，於是我一邊拿著阿華田結帳，一邊觀察他甩腿的空檔，盤算著如何避開他的視線逃逸。很好，他的目光被旁邊的垃圾車吸引了，有破綻！趁現在！

「在補充熱量啊？」當我手刀衝刺到一半，背後傳來他慈祥的聲音。不妙，還是被叫住了，這阿伯的防守真是滴水不穿。

「唔……是啊。」

「蓋瑞同學，啊，現在在哪一科啊？」

「咦啊？」

我當下茫然地看著他，努力在腦裡尋找我和阿伯人生中可能的任何交集，很明顯他應該是醫院的某位長輩，可能是醫界前輩或者某位病患，但我腦中始終沒有找到答案。

「很不好意思，請問您是？」

「啊唷！我是C教授啦，大五時我們不是有上過小組討論？」

大五都是幾年前的事了，這怎麼可能記得。經過一次次的提醒，我終於在即將和C教授告別前，依稀想起他的課，如果我沒記錯的話，他幫我們小組十個學生上了約莫兩小時的課，僅此而已。

「夭壽，這阿伯記憶力也太猛了吧？下次如果看到他就直接放棄阿華田好了。」回家的路上，我暗自盤算著如何避開這種尷尬的寒暄。

跟阿華田說掰掰

是說，我後來連中正紀念堂都沒跑了，自然也不曾再遇到C教授，造成後續這樣的發展除了因為C教授固定會在全家堵人以外，還有下面這樣的插曲。

「欸老婆，你知道我今天竟然遇到XX科的C教授欸！」

「在哪裡遇到的?」

「中正紀念堂旁邊那個全家。」

「嗯?你怎麼會到全家去?」

「買阿華田。」

事後，我被念了一頓，並且被教導了阿華田的熱量就算加上基礎代謝也超過跑中正紀念堂一圈（2.1公里），再這樣跑下去說不定愈跑愈胖。從此，沒意志力的我，跑中正紀念堂的頻率一落千丈，畢竟我禁不起再失去阿華田的痛苦。

總會有一些人，在醫學的高強度記憶力訓練後，搭配先天優秀的腦力，這批人演化成了過目不忘的外星人，一般來講在一屆醫學系中大概會有幾個這樣的人，C教授可能就是其中一個案例。

觀察力超乎常人的黃叔叔

很久以前，病房裡也有一位這樣的前輩醫師，他總是希望別人叫他黃叔叔，也常用第三人稱叫自己。

「來，今天中午，黍叔請大家吃八方雲集！」

「今天下午黃黍叔要幫學生上課，會議不能到。」

他的形象，是位溫和又慈眉善目的中年男子，或許大多時候是這樣，但偏偏黃叔叔也是演化成外星人的一員，除了記憶力特好外，又同時擁有絕佳的觀察力，說實在這有點給人壓迫感。

好比說，某天中午的會議，科部幫大家準備了木盒便當，有雞腿和排骨兩種口味，雞腿飯的內容是坊間常見的木盒菜飯配上一個紙袋裝的雞腿，而排骨飯則一體成型的塞在木盒裡。

「嗯……要挑雞腿還是排骨呢？」我看著兩袋木盒便當，猶豫不決。此時，黃叔叔走過了我的身邊，問了一句：「蓋瑞，沒辦法決定要吃什麼嗎？」

「嘿啊，兩個好像都不錯。」

「那怎麼不像以前一樣拿雙主菜就好？」他笑笑的隨口一提。

此話一出，或許乍聽之下別無他意也不知所云，但本肥的雙腳卻像灌了鉛般的定在原地，背後開始冒冷汗，而這樣的原因得回溯到半年前的一個中午。

半年前的便當事件

那天，科部會議也訂了一模一樣的便當組合，排骨飯與雞腿飯，而同樣的，當時我也面臨這兩個便當的抉擇。

「嗯……真是難決定啊，我的老天爺。」

「決定了，先拿個雞腿飯！」我隨手抓了一個木盒，再挑了一隻看起來比較大的雞腿回座位。

一坐下來，我津津有味地啃起雞腿，然後打開了木盒。「咦？我的木盒裡面怎麼有塊排骨？」看著那一塊閃著棕黃油光的厚排骨，我疑惑了一下。很快的，我意識到我拿錯便當了，理論上吃雞腿飯的人要拿菜飯的飯盒配上一隻紙袋裝雞腿，然而我卻一個不小心拿成了排骨飯的飯盒。

「蓋瑞，你得拿去還，不然後面就會有某個人只能吃菜飯。」我心中的小天使這樣告訴我。

「免啦！蓋瑞，齁！這個排骨配上雞腿，雙主菜爽一發啦！」小惡魔說。

陷入兩邊拉鋸的我，天人交戰約莫兩秒後，決定聽惡魔的話保留雙主菜，畢竟根據我的沙盤推演，最後吃到菜飯的很可能是最近在減肥的葉胖。

「讓葉胖吃菜飯，也算是幫助他減肥，何樂而不為呢？」我買單了內心小惡魔的一切說法。當時吃著雙主菜時，我自認神不知鬼不覺，殊不知在某個角落，黃叔叔盯著我的一舉一動，然後把這整件事記在了他腦中。

在超過半年後，黃叔叔竟然還能語出驚人的帶起深藏我內心的猥瑣往事，足足讓我嚇出一身冷汗。

「黍……黍叔，你究……究竟是如何知道的？」當下的我，微微結巴。

「黃黍叔知道很多東西呢，上上個月何醫師放在用膳室桌上要送給蔡主任的油飯，我總感覺好像只有八成滿。」黃叔叔說著。

槓咧！黃叔叔竟然連我和87誠一起偷偷吃了主任一部分的油飯都知道，而且我們當時還用心的把剩下的油飯均勻鋪平，我們所做的勾當竟然還是被黃叔叔給發覺並記了下來。看著黃叔叔那溫和的笑容，我感受到無比的壓力，或許在他的笑容底下，我幹過的所有壞事都像電腦檔案一樣被存在了硬碟裡，除了會被永久紀錄外，他還可以隨時信手拈來。

可能危及職涯的燒肉

事態不妙，想起我前幾天在燒肉飯來的時候，偷偷檢查每一盒的燒肉數量，最後挑了燒肉最多的走，這件事說不定也難逃叔叔的法眼。

「燒肉飯半肥半瘦的有兩盒，讓我來瞧瞧哪一盒的燒肉比較多，呵呵呵。」

「噢，這盒燒肉量也太不營養，我拿另一盒，這盒母湯。」我依稀記得，另一個點半肥半瘦的正是黃叔叔。

照黃叔叔記事情的功力，要是和他結下燒肉之仇，想必會被記恨一輩子，以他在醫院的影響力，我想必會面臨職涯危機。

「蓋瑞，隨便選啦，拿好就快點入座！」看到我愣在兩袋便當前，總醫師忍不住催促我，也把我從充滿不安的回憶中拉回了現實。

望著在位置上慢條斯理吃著午餐的黃叔叔，我不禁開始擔心我的職業生涯，在醫院這樣的人絕對不少，平素為非作歹的我，會不會其實早已有一堆把柄在別人手上了呢？

「蓋瑞，你都是被87誠那些壞朋友帶壞的，你平常很乖，前輩們一定都知道的。」隱隱約約，彷彿聽到內心的小惡魔這樣說。還好一路上一直有小惡魔陪我。

蓋瑞醫師的OS

醫師需要背誦牢記相關的各種訊息與知識，才能在問診時觸類旁通，而這卻也訓練出了一批過目不忘的外星人……。

VOL.05

幫同行看診

醫護人員就是病患，壓力超大！

在醫院裡，偶爾會遇到病患就是醫師的情況，這種時候，對我們年輕一輩而言，簡直壓力爆棚。接前輩病人就像面試一樣，絲毫不能馬虎啊！

第一次碰上這件事，是以前當實習醫師的時候。當時在婦產科值班的我，拿著一把神經槌，要替名單上的孕婦們一個個做神經學檢查。

「您好，我是今天的值班醫師，來做例行性的神經學檢查。」一踏進病房，照慣例以自我介紹開場。

「喔，學弟來敲DTR（深層肌腱反射）啊？」床上的孕婦神色自若地問道，雙眼霸氣地盯著我。

「咦……是……學姊嗎？」

「對啊，我是XX科XX醫師，學弟可能之前沒遇過我。」說完，學姊伸出手放在我眼前。

敲肌腱反射不算是很難掌握的神經學檢查，但眼前的這位孕婦可是經驗豐富的資深醫師，實習醫師敲她的肌腱反射，大概就像學徒、打工仔幫主廚做生日大餐一樣充滿壓力。

當醫師也是病人時

拿起神經槌，摸出自己想要敲的位置後，揮槌一敲，有合理範圍的肌腱反射。

「嗯。」學姊嗯了一聲。

「嗯。」我不知道在幹嘛，也跟著嗯了一聲。

「好。」學姊說好。

「呃……那個……學姊不好意思，請問……我敲得對嗎？」

「喔！你敲得是對的啊，沒事沒事，學弟別管我，繼續做你該做的事。」氣氛回復正常，學姊自然地說道。

雖然學姊這麼說，但對我來說，要無視她根本不可能，短短幾秒鐘，握著神經槌的手已經微微流汗了。班上的同學或多或少都經歷過類似的事情，好比說，當年同學蔡老夫也意外地幫醫界大老導尿。

「我一進去就大喊，阿伯來，幫你導尿噢！」

「後來一看阿伯名字好特別，好像似曾相識的。」「之後才想到，槓咧！阿伯是主任！」一邊聽著蔡老夫的回顧，一邊慶幸還好我只需要幫學姊敲肌腱。

有前輩在還是有好處的

不過雖然照顧同行醫師會帶來更大的壓力，換個角度想，常常也因為彼此資訊對等，得以節省許多醫病溝通的時間。

「學長這次有那些症狀呢？」

「主要是腹瀉發燒兩天，其他倒沒有太需要注意的症狀，幫我驗電腦的那個抽血套餐就好，治療方面則給我生理食鹽水和開點抗生素，謝啦！」

「OK OK，學長保重啊！」

換作是一般病人，得從最基本的病史開始問起，並且從病患的話中篩選出對病情判定與治療有價值的資訊，最後在向病患解釋處置並回答病患的疑難雜症。但如果彼此都是醫護人員的話，溝通可能更有效率，節省彼此的時間。

「蓋瑞，秀給你看我的超音波，你知道這坨黑黑霧霧有一顆顆黑點的是什麼東西嗎？」

「大便嗎？」

「答對了！一百分！額呵呵呵呵！」

偶爾，還會遇上熟識且熱心教學的前輩，指點一些疾病的注意事項與處置訣竅。所有的事情都是一體兩面的，面對醫師前輩就是病人的壓力測試，雖然會皮皮剉，但也常常因此學到更多的東西呢！

蓋瑞醫師的OS

醫界流傳著一句話：病人是最好的老師，但偶爾也會遇上病人真的是前輩老師的情況，這種時候就把皮繃緊，好好地把壓力轉化為學習的動力吧！

VOL.06

台灣醫龍

神級醫師的完勝

許多人都把日劇《醫龍》裡面的場面想得無比偉大，
覺得那是只有在戲劇裡才可能發生的事情。
殊不知在台灣，
時時有完勝《醫龍》的醫療……。

「這個心臟手術，統計出來的死亡率是16％啦……」

在大五的外科課程，老師H在台上快速的講著投影片，主題是常見的心臟疾病與對應的治療手術。

「關於在原文書上統計出來的死亡率齁，其實大多數和台灣的現況都差很多，像剛剛那個手術齁，我開幾千次了……」

「一次都沒失敗過，所以其實成功率是100％……」

樸實無華的台灣醫龍

H並不是個吹牛驕傲的人，相反的，他是個技藝精湛並且低調的人，和他互動就可以感受到他的誠懇樸實，從不自吹自擂，儘管不是常上新聞媒體的名醫，但院內都知道，如果要開心臟的刀，找他準沒錯。

「不過我都還是和家屬講成功率是98％，畢竟講100％，如果一有不順利的話，我怕我會被告，如果又上了新聞的話，我怕我家小孩在學校會被笑啦……」老師一邊搔頭一邊害羞的笑著說。

其實，關於H的故事我從高中時就有聽說了，他和我讀同一所高中，並且很巧的是，他的導師也和我的導師是同一個人。

在我印象中，幾乎每一次講到天才，我們導師就會再次向我們講述H的故事，關於H是如何在高一的時候，便在台灣各項比賽橫掃第一名，並且在之後繼續出國橫掃金牌，最後，以十五歲的年紀，以及全國前三名的成績，輕鬆跳級上台大醫學系。

上了台大醫學系後，我也曾聽過H那幾屆的主治醫師提到H，關於他如何打擊眾人的信心。

有些人會說：「我本來覺得自己是天才的，畢竟我也曾是全國榜首。直到遇到了H後，才發現他馬的！這傢伙簡直是神，跟他比我覺得我像白癡一樣。他大概就像你們現在這輩常常講的宅男吧？也不太會和女生互動，不太會講話，下課時間就宅在宿舍裡睡覺，真的就是睡覺，也不是在讀書。還有，考試前大家都在圖書館K書，就這傢伙還是在睡覺，馬的！一天要睡多久？」

最後呢？H考了全班最高分，還因為分數太高成為大家的調分障礙，班上一片怨聲載道。

低調的神級醫師

所以，當我聽到H的100％成功率時，打從心裡不覺得意外，但無論如何，我還是找了外科醫師何豪爽來打聽一下，這100％手術成功率的真實性。

何豪爽人如其名，豪爽不做作，從不打迷糊仗，總是有話直說，是打聽消息最理想的人選。

「欸豪爽哥，我們剛剛上課，H醫師跟我們說他開XXX手術的成功率是100％欸！甘五摳靈？」

「H嗎？蓋瑞我跟你說，以他的實力，他說100％我絕對相信，他沒說100％你才要感到意外。」

「他真的強到靠杯，你看他開刀會以為是用快轉的速度在開的，世界各地有門路的人，還會花幾百萬搭醫療專機到台灣給他開刀。」

從何豪爽的言談中，可以感受到他對H的滿滿崇敬。

不過，由於H是個極度低調的人，也不擅長言詞，因此即便有著舉世頂尖的技術，新聞上顯少有他的資訊，民眾口中的台灣醫龍也都不是指他，不過就圈內來講，醫龍兩字套在他身上絕對當之無愧。

台灣的五顆星醫療

台灣的醫療技術究竟如何呢?很中立的來說，其實提供的醫療品質遠遠的比民眾想的還要好，在世界上也是十分頂尖的。

就醫療人才上，台灣更是有著醫學中最頂級的人才，不只是H，其他還有幾個醫師也一樣享譽國際。有時候遇到國外醫師，他們一聽到我來自台灣，便會馬上興奮的洽詢關於幾個他們崇拜的台灣醫師，在醫院裡，也常常可以看到國外的醫師來向台灣學習技術和知識，我想，台灣在醫學上的成功是有目共睹的。

再舉一個例子，外科手術中的大魔王之一，Whipple手術，過程充滿考驗，這個手術是一個極其複雜的外科手術，用於切除胰臟癌，手術內容包含部分胰臟、胃、腸道、膽囊、神經的切除與重建，手術死亡率十分高。對於胰臟癌這樣考驗醫學的惡性腫瘤，是個常被提及的手術。在日劇醫龍某一集裡面曾經出現過Whipple手術的劇情，場景大概像下面這樣：

路人甲：這個Whipple手術……根本不可能在四小時以內開完阿……。

路人乙：哪泥？這……這樣病患不……不就沒救了嗎?!

（路人甲乙丙丁戊，一坨拉庫人面色凝重的盯著醫龍開Whipple，四小時即將到來）

醫龍：好，完成了！大丈夫！

路人甲：哪泥？

路人乙和丙：騙人的吧？真的做得到？

（眾人包含全院高層鼓掌叫好，家屬聽到消息後痛哭失聲）

總之，在台灣就我所知，至少就有一位醫師T，平均開一台Whipple的刀只需要三到四個小時，並且成功率也遠遠高於平均。

「欸那個……我自己啦……齁……現在開一刀Whipple平均四個多小時……吧？大概啦！」T滿不在乎的講著，也沒有在炫耀的樣子。

他的胰臟手術經驗之豐富，就連歐美的醫師罹患相關疾病，都會專程搭飛機來台灣給他看，T如果有在追日劇，搞不好會很納悶為什麼日本人要為了一個「簡單」的Whipple手術鼓掌，這不是他每天都在做的事嗎？

「欸那個……我看了醫龍啊……他開Whipple也快四個小時，我覺得很奇怪柳，為什麼製作團隊不找我去拍醫龍咧？我開的價碼絕對比那個帥哥低很多齁！」

我想，如果T看完醫龍，大概會這樣說吧？

蓋瑞醫師的OS

台灣醫師的養成與素質絕對是有目共睹的！請大家珍惜並愛用國貨喔！

VOL.07

好友的文化洗禮

導尿的辛酸

陽具對某些文化或國家有特殊的涵義。
對醫師而言，那是曾經每天看到膩的生殖器，
但對一般人而言，
卻充滿著許多層面的好奇……。

前年暑假，好友蔡丹尼到柬埔寨玩了一星期後，似乎產生了莫名的陽具崇拜。

「欸，蓋瑞，你知道什麼是Linga嗎？」

「嗯……我想想？濕婆？印度文明的雞雞？」

「哎唷喂……竟然會，不愧是肥瑞。」蔡丹尼一臉尊敬的看著我，殊不知在大二時我也是到過柬埔寨的，真是個美麗的誤會。接著，蔡丹尼講了一堆有關於柬埔寨陽具崇拜的古文化，什麼一整個河有上千個陽具雕刻，寺廟入口就是一根大陽具……最後，蔡丹尼把話題轉到了我們年輕醫師的身上。

「話說蓋瑞，你們常要幫病患導尿吧？」蔡丹尼的本業是工程師，鮮少有機會知道醫院的日常。

「算是吧，怎麼了？」

「呵呵，你有沒有看過很特別的啊？呵呵呵？」蔡丹尼的臉出現一抹期待的奸笑。

導尿史回顧：太小不行，太大也不好

回顧我的導尿史，太特別的倒也沒遇到幾個，最常出現的異常大概是太小，有時候也不是雞雞太小，而是體脂肪太高而深埋在裡面，遇過一個特別小的西方人便是如此。一般而言，劇情發展都像下面這樣：

「來，先生我們導尿喔。」

「好，小力一點我怕痛。」

一脫下他的褲子，心中馬上大喊不妙！

「……先生等我一下，我請同事一起來幫忙。」

太小了，露出來的部位短短不到一公分又都是皮，根本連尿道口都看不到，無庸置疑需要第二個人用力把雞雞附近的脂肪往下推，才有機會露出尿道口。「先生忍耐一下，我們很快就好！」伴隨著病患淒厲的哀嚎，兩位汗流浹背的醫護勤奮的工作著。

「那有遇過很大的嗎？」蔡丹尼追問到。

我自己沒遇過特別大的，但同事丁丁見過超驚人尺寸的阿公，根據丁丁的分析，那個阿公一定曾對他的生殖器動過手腳。

「阿公大到無法自然放著，一定會垂到床上，絕對破壞無菌。」醫學上很常講的無菌，指的是消毒後的區塊，導尿時我們需要在床面保持一個無菌區。

「破……破壞無菌？然後要垂到床上，那要世界長欸！」

「真的超長，而且很奇怪，他整個組織都是鬆軟沒彈性的，我覺得他應該有練九九神功或者用手法去弄長。」丁丁用雙手比了個大小，緬懷阿公的尺寸。

「我也好想試一試導尿噢！」聽完對我們來講平凡無奇的導尿史，蔡丹尼如癡如醉的說。結論竟然是這樣？這種大家避之唯恐不及的事？看著滿臉嚮往的蔡丹尼，我不禁納悶他在柬埔寨到底經歷了什麼樣的文化洗禮……。

蓋瑞醫師的OS

導尿一點也不有趣，這應該是醫師最狼狽的時刻之一！

VOL.08

醫院霸凌

與上級的相處之道

有人的地方就有江湖。
職場上的不公平在醫院偶爾也是有的,
不只有上級對下級的霸凌,
路人病患也是會在醫院的不公不義上參一腳的……。

大概在去年的這個時候，前輩小D離開了一個眾人夢寐以求的職位。

「怎麼會想離職？」

「那樣的工作機會，不僅僅成績要好，運氣也要很好才能有耶……」對於小D的離職，周遭議論紛紛，畢竟他當時可是結合天時地利，費了千辛萬苦才拿到那個工作機會。

酸溜溜的霸凌

在他離職後的第一次聚餐，小D向我們吐了許多的苦水。

「唉，面試完進去工作後，才發現科部的部長換人了，不再是面試時聊得很開心的那位慈祥伯伯。」

「新換上的部長不知道為什麼和我就是不合，從第一天上工就一直想對我來個下馬威。」

第一天，小D被新任部長兇了一頓，因為他沒有在上班的前一天先自行到醫院了解工作環境，上工後還需要時間熟悉；第二天，小D仍然被念了一頓，因為他沒能在手術台上回答出部長的問題，一連串愈問愈艱澀的難題。而小D最常被抓著罵的點，在於他在開始上班的前一個月去了歐洲自助旅行。

「啊你不是很會自助旅行？怎麼連這個都不會？」

「有一個月在歐洲吃喝玩樂，空不出時間來讀書學習嗎？」部長總是酸溜溜的在眾人面前這樣問他。

一個月不到，小D便萌生了離職的念頭，也在蓋離職章時受到了各種刁難，費盡千辛萬苦終於離職成功。

或許那是部長一貫訓練部屬的手法也別無他意，但對集天時地利於一身的小D而言，那不是適合他的人和，無論薪資、工作內容和前景都無法彌補這個缺憾。

每個環境和文化都會有無法適應的人，但處處有江湖，職場霸凌並不少見，愈是善良愈是不擅拒絕的人往往容易成為標靶，類似的事情我相信每個職場都有，常常想起老前輩的忠告：選工作最重要的，是看清你的老闆。

病患阿伯也參一腳霸凌

話說，我在大二時曾經被病患阿伯霸凌過，千真萬確的血淚史。

大二時，我在醫學院旁邊的無敵便宜自助餐夾了滿滿的一個餐盤，光是主菜就夾了宮保雞丁、鹹豬肉和蒜泥白肉三種，結帳時總共付了一百三十六元，在那裡要吃到這個價格是件很難的事。

把滿滿一整盤餐盤放到座位上後，我心滿意足的去盛綠豆湯，熟練的用一貫手法狠狠的從桶底撈出一堆綠豆，盛到幾乎要滿出來後，小心翼翼的準備捧回座位上。盛完綠豆湯一轉身，馬的！竟然看到坐對面的阿伯在夾我的鹹豬肉。

「槓！阿伯搞什麼？」心急如焚的我加緊腳步趕回座位上。

阿伯的魔掌不只侵略了我的鹹豬肉，等我回到座位上後，才發現蒜泥白肉也有被動過的痕跡，原先精心夾起的一排蒜泥白肉沾著整齊漂亮的醬油，而在盛綠豆湯的短短兩分鐘裡，蒜泥白肉的醬油不再連續無暇，中間至少被夾了一塊啊！

氣死我，此仇不報非君子！一坐下後，我便皺著眉頭緊瞪著阿伯，要讓他知道他的一舉一動早就被發現，而且感到不安心虛，吃飯時彷彿芒刺在背。

「嘖……嘖！」我還用明顯的聲音暗示他我知曉了一切，並且怒火沖天。

整整五分鐘，阿伯都一派輕鬆的吃著自己的飯，徹底的無視我的獨角戲，最後滿不在乎的端著餐盤離開，留下我一個人生悶氣。這整個被Ａ食物的事件也還真的就這樣結束了，我真的是很孬。

其實是因為阿伯手上有著剛抽血的痕跡，還是菜鳥的我很怕他是什麼高血壓中風的病患，要是出人命來，還要舉證他偷吃我的鹹豬肉，實在是不敢惹事啊。

蓋瑞醫師的OS

職場霸凌隨處可見，但在醫院裡遇到陌生病人欺負人，好像……也只能忍了！

VOL.09

生殖器鑑定

奇異的檢查

男生長大的過程中，
一定會遇到許多醫師檢查雞雞的場合，
那麼，換個角度，面對眾多雞雞的醫生，
心裡會有哪些小劇場呢？

前天的聚餐，服務人員端上了朋友裸奔吳的餐點，在褐色的雪花冰旁邊，擠滿了一粒粒沾著糖漿的粉圓。

「久等了，珍珠奶茶雪花冰好囉！」

「謝謝。」

「哇賽！裸奔吳，你這碗冰也太猛，那些珍珠多到幾乎要爆出碗了。」我看著滿溢的碗緣，不禁讚嘆著。

「這珍珠是的確是給蠻多的啦，不過，再怎麼樣也比我看過的雞雞還要少。」

「……？」

這……這傢伙到底在說什麼？

裸奔吳的雞雞鑑定經驗談

「最近幾個月，科部被要求額外支援體檢，想當然這種屎缺沒人想幹。」

「不過由於我很窮，房貸還的印堂發黑，所以我吃下幾乎所有的兵役健檢。」

裸奔吳說著。

除此之外，裸奔吳是個新手爸爸，大家都知道在台北生活並不容易，柴米油鹽醬醋茶，價格都貴桑桑，再加上新生兒的開銷更不得了，而為了應付龐大的經濟重擔，裸奔吳走進了地獄。

「說是一般體檢，但我根本就只有負責看雞雞。」裸奔吳無奈的說著。

這件事情台灣男性想必都心有戚戚焉，大概從小學階段開始，每幾年國家就會固定安排健康檢查，公文裡冠冕堂皇的寫上面面俱到的體檢理由以及各種好處，並且會有醫師來看診，但是正如同上面所說，以男學生的角度來看，這些健康檢察根本就只由兩個部分組成：抽血和看雞雞。

看診ＳＯＰ和對話通常都是這樣：

「來，褲子脫到膝蓋。」

「好，轉一圈後彎腰。」這邊的轉一圈，不是叫你用生殖器畫圓，單純就是字面上要你身體往後轉，改秀屁股給他看。

「起來，穿上褲子。」同樣的，這邊起來的意思也不是要你做什麼變化，把彎腰的身體站起來即可。

整個流程約莫五秒，一個口令一個動作不知所以然的展示雞雞和屁股給醫師看完後，所謂的健康檢查就結束了。

雞雞鑑定狀況百出

曾經以為，醫學系畢業後，便可參透為什麼健康檢查特別著重於生殖器檢視，但一直到畢業後自己接受兵役體檢，我仍然搞不懂國家這麼聚焦在雞雞檢查的原因，現在或許裸奔吳可以給我一個答案。

「欸，裸奔吳，為什麼要檢查雞雞？從小到大看那麼多遍了不是嗎？」

「母災。」槓咧，連最專業的也不知道為什麼。

「那這樣你一天要看多少根？你說比珍珠奶茶多？」

「絕對多超多，搞不好也比青蛙下蛋多，我說的是真正的青蛙下蛋，不是公館那間。」裸奔吳用雙倍的無奈哀怨的說著。

每逢體檢日，裸奔吳就會千里迢迢的到支援的醫院擔任雞雞鑑定大使，最常需要大使出馬的，莫過於兵役體檢。

「有時候役男太多，一次還得叫一排人進來脫褲子。」

「一些人內褲上面還有尿漬，看了很不爽，然後一堆人指令都會聽錯，一下子脫到全裸，一下子踩到褲子失去重心亂甩。」裸奔吳滔滔不絕，愈講愈憂鬱。

「常常我都麻木的看著雞雞，想著自己的人生到底是哪個環節出了錯誤，讓我淪落至此。」

完全可以想像那樣的煩躁感，看著一批批自己平時不會想看的東西，日復一日做著千篇一律的事情。

「看到這批珍珠就讓我想到那一坨坨黑壓壓的雞雞，食慾直接歸零，蓋瑞都給你吧……。」這大概就是所謂因噎廢食吧？

不過多虧了雞雞王的無限哀愁和豐沛想像力，賺到一個珍珠奶茶雪花冰，好像也不錯。

（裸奔吳曾經在台大校園的醉月湖畔深夜裸奔過，並從此獲得這個稱號。）

蓋瑞醫師的OS

醫師很多的工作內容都是千篇一律的，大家會覺得給醫師看雞雞很無奈，但其實一天看上百根雞雞也是很無奈的。

VOL.10

白目醫生

不長眼力與真正的白目

「不打勤、不打懶、專打不長眼」是一句軍中名言，
但這句話同樣適用於醫院與整個社會。
在醫院裡為了生存，有時需要見人說人話，
若不懂得察言觀色，會有十分尷尬的場面啊！

勤奮的人當然沒什麼好打，但懶惰的人為什麼也可以倖免呢？

通常，懶惰的人自帶藉口找好、找滿的技能，並且，要能一路摸魚打混長大，苟且偷生的能力自然也一把罩，總能在最精準的時間裝忙，懶散如果包裝的好，一路升遷甚至不是問題。

不長眼就不一樣了，有些人選擇不長眼是為了去挑戰不合理制度，為更好的環境革命，但有些人則單純只是天生白目，不懂察言觀色以外，還管不住自己的言行舉止，這種就是最容易被電的人。

拍馬屁拍到馬腳了

是說，我也曾經被幹譙過不長眼。去年十月，中午走進護理站休息室時，赫然發現穿著便裝的主任，對著好幾袋手搖杯，正盤點數量。

「紅茶拿鐵少糖去冰、波霸鮮奶半糖少冰、珍珠拿鐵……」

當天早上，親民的主任決定請大家喝飲料，而這一刻，期盼已久的飲料正式臨幸本病房。

「吸管粗的應該夠，一共二十二杯，好……」

看著主任微胖的背影賣力地確認著每個細節，一邊擦拭著額角的汗，一邊喃喃自語，我不禁想著，或許正是主任這種踏實與卑躬屈膝的態度，才讓他能一路維持病房的氣氛融洽與順遂運作十餘年吧？

「厚，這樣就差不多了。」清點完畢，主任起身，笑著準備轉向我。

「謝謝主任！」「主任如此體恤同事，大家一定超感動的！」在漫漫長日中得到如此慰藉的我，還沒等主任身體站直，便開始忘情的拍馬屁。

「嘎……？肖連A，跟你收八百二十五元啦！」咦？主……主任？

夭壽，這個帶著眼鏡、方格襯衫紮得超高的阿伯，竟然不是謝主任而是飲料店的外送員，明明外型背影穿搭都如此相像，正面一瞧才發現根本是另一個人。

「蓋瑞醫師，別不長眼！」護理長走過我身邊時，罵了一聲。還好此時此刻主任正在開刀房，讓我得以逃過一劫。

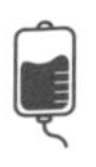
第一天到外科病房嶄露的不長眼性情，看來很難改變。

曾經超不長眼的我們

感覺類似的事情發生不只一次了，學生時期就發生過在查房時把學長誤認為泰國交換生，而努力跟學長尬英文的窘事。

"The patient is a 56-year-old man with a medical history of hypertension, diabetes."（這位病患是個五十六歲男性，過去病史有高血壓、糖尿病。）因為怕泰國交換學生沒辦法理解主任的查房內容，皮卡昌特地用英文講解給交換生聽。

「學弟……？哩咧恭蝦毀？」皮膚黝黑的醫師一臉困惑的回應皮卡昌的熱情。

「唔……學……學長？」那是我們第一天到外科病房，把學長誤認為交換生，這種事發生在屢屢不長眼的我們身上，倒也不是那麼讓人意外。

蓋瑞醫師的OS

雖然有時候拍馬屁是一個在社會打滾中很好使用的一項技能，但也要訓練自己的眼力，有時亂拍馬屁是很危險的！

CHAPTER 2

醫師想對你說……

醫院討生活有各式各樣的眉角，
在這裡為大家揭密……

VOL.01

老臉就是吃香

別靠外表判斷醫師的資歷

有些產業需要的是年輕的人，
有些則仰賴豐富經驗的人。
就醫療業來說，
扣除需要外表包裝的醫美產業外，
大多數的科別都很吃重經驗的累積。

有時候讀書讀得再好，把課本教材都背了下來，也比不上實際看過一個在眼前的病人，真正接觸病患不只讓人印象深刻，還會發現和課本上描述的情況大有不同。當然不能否認，年輕醫師常常有走在醫療尖端的新知識，但在實戰上，經驗仍然是不可取代的。不只我們自己覺得經驗重要，民眾也覺得經驗很重要，但這邊有個很大的問題，醫界判斷一位醫師有沒有經驗的方式，和大部分民眾的判斷方式差很多。

醫師怎麼看臨床經驗

我們是怎麼判斷經驗呢？首先當然是檢視醫師的臨床資歷和專長領域。

年紀大不代表他臨床經驗多，班上會有因為種種因素而年紀大別人一截的同學，有些人上大學時，早就一堆碩博士學位在手，只看年齡是不準的。另外，看學歷也不準，我的學長廖書卷就是個很好的例子，他囊括了民眾可以想像得到的各種學歷，從台灣日本到德國美國，每一個國家都拿到了頂尖大學學位，履歷表滿分。但廖書卷的興趣是讀書研究而非臨床，也因此他從台大畢業後，再也沒有接觸過醫院的病人，對於病症的處理可能比許多實習醫師生疏許多。

臨床資歷要考量的點，還有臨床個案的多寡，有些醫院待一年所得到的經驗值勝過其他醫院兩年，加入這些醫院不僅保障你滿滿的扎實訓練，還附贈雙層下巴與三層肚腩，成為會員滿一年還有機會抽中微禿頭頂。

最後的一個考核點，當然是專長，就算都是同一張專科執照，卻還是能劃分更細節的領域，圈內誰擅長什麼，打聽過後大家都略知一二，也成為專項經驗判定的依據。

上面這坨就是圈內人的經驗判斷方式，八九不離十是這樣。

長一張老臉就對了

那麼，民眾怎麼判斷醫師的經驗豐不豐富呢？

最常見的兩個方式，在家裡當然是上網搜尋醫師的資料，看醫療院所幫他掛的履歷，看論壇評價中別人的推薦，這是人之常情。如果出門在外直接遇到醫師呢？先看外表就對了，娃娃臉先輸一半，白袍太新太閃亮再輸一半，頭髮灰白、神情滄桑並身著陳年白袍的先加個二十分準沒錯。

葉慈祥是位讓我無比尊敬的加護病房醫師，臨床知識和修養都一流，和病患互動總是充滿耐心，對下級醫師也是循循善誘。

這樣的好醫師，病人當然也是無比欣賞，幾乎在每次查房時都可以聽到病人對他的讚賞，「很謝謝葉醫師把爸爸照顧得這麼好」「葉醫師真是仁心仁術的代表」這些都是家常便飯。

有一次，一位家屬阿姨大概是太過欣賞葉慈祥，瘋狂讚美著他，從臨床醫術一路吹捧到最後，開始誇獎起葉慈祥的外表。

「哇，葉醫師您看起來很年輕呢！」

「哈哈，謝謝。」

「哇！葉醫師您啊！我看看噢，看起來不像有六十歲柳！請問您都怎麼保養的啊？」

「那個……我……」

「矮唷，葉醫師，請問您都怎麼保養的呢？」

「呃……我猜應該是因為我只有四十五歲吧……」

多虧了葉慈祥那滿頭的白髮，直接幫他把臨床經歷給往上加個二十年，老實說當葉醫師公布他的年齡時，我也被嚇了一大跳。

當然，這位阿姨趕忙賠不是，但葉慈祥也只是淡淡的笑了笑，轉頭告訴我：「這件事也不是第一次發生了……」

扣除掉對於自信的打擊外，擁有資深的外表對醫師大多是件好事，尤其是我們這種年輕醫師，如果能有一個滄桑的外表加持是再好不過的事。

古意風也行不通

去年，我們在病房遭遇了艱困的考驗，一位八十歲的阿伯腹腔感染住院，外加嚴重糖尿病，在住院期間卻強硬的非剉冰不吃，家屬不論買什麼山珍海味給他，他不是鬧脾氣不吃就是吃幾口便吐掉，最後家屬都會妥協，給他來一碗剉冰。

無可奈何的家屬，找上了我們來勸阿伯不要只想吃剉冰，第一個出馬的是實習醫師謝古意，他一貫的風格是忠厚老實style，對老一輩的病人屢屢有奇效，不交給他交給誰？

「王阿伯，挖謝醫師啦！阿伯哩愛甲剉冰，挖災……」

「呃醫師，爸爸講國語的。」

「阿伯，我知道你很想吃剉冰，不過你現在還在生病，你幫我們一個忙，吃均衡健康一點，阿伯你就更有機會早點出院，出院就可以吃了，好不好？」

他這一番誠懇的話並沒有打進阿伯的心坎，阿伯瞪著他，臭著臉一語不發，謝古意的關懷像是石沉大海般杳無音訊。

下一棒，換我，謝古意的失敗成為了我的借鑑，也讓我決定走搏感情風。

「王阿伯！哇你今天有沒有起來動一動啊？」

「。」可惡！阿伯竟然句點我。

看到我被句點，家屬回答了一句「他整天都躺在床上」，給了我一個台階下，也讓我繼續有機會裝熟搏感情。

「阿伯，吼，我自己也很喜歡吃剉冰捏！」

「。」可惡，阿伯又句點我。

可能看我開場太爛，家屬這次連台階都不給我了，直接勸我再換一個來。

當下我的世界晴天霹靂，豈有此理，竟然連嘗試的機會都沒有了，鬱悶的走出病房。一走出病房，剛當上主治醫師的學長謝潮男似乎是看出了我的苦惱，拍拍我的肩膀，示意我跟上他。

學長出馬了

「來，蓋瑞，這種被寵壞的病患有時候要用兇的，對家屬也要用一樣的說話方式，這樣他們才會更嚴格的督促病患。」

一走進病房，謝潮男自然沒讓我失望，迎頭就來一句：「伯伯又不吃東西？啊你這樣病怎麼會好的快？營養根本不夠啊！」

「爸！你有沒有聽到？醫生叫你要多吃一點啊！」這樣的開場立馬搏得滿堂彩，連日被伯伯所困擾的家屬們馬上附和。

「啊家屬也要幫忙我們啊！就是因為你們怕他肚子餓會妥協，之前就叫你們不要給他剉冰，讓他餓一餓自然就會吃了不是嗎？」

「我……我……我們會心疼爸爸啊！」

學長清清喉嚨，準備開始義正詞嚴的給他們上一堂課，想不到一句話都還沒說，阿伯打開他的金口，用更高的分貝量大聲斥責：

「叫主治醫師來行不行啊？」

「你們都只是學生，講的話我不信啦！」

謝潮男也是主治醫師啊，只不過他看起來又潮又年輕罷了，但阿伯卻瘋狂不買帳。

讓人沮喪的是，在阿伯激動的怒斥下，由於學長怕有腦血管病史的他氣到中風，我們並不打算再堅持我們的立場，打算結束這次的攻防。

外人可能會覺得「醫生何必向病人妥協呢？如果病患不接受醫囑就不給予他治療就好了嘛！」

說實在，這樣的想法也常常浮現在我們心中，但問題在於病人或家屬只要一個不開心，找個小理由投訴醫師，醫師就要花一大堆時間和精力向醫院解釋一切的情形，緊張的醫病關係也提高了被告的機會。

有句話叫：「公理自在人心」，對我們來說當然是如此，在法院、在醫院，大多數情況也都支持醫師的行為，幾乎所有的醫療訴訟也都是醫師勝訴，但為了爭一口氣而花上大把時間耗在法院，耗在紙本文件上。除此之外，現在網路上的訊息真偽難辨，一個不幸被冠上負面評價，想要翻身必須花費更多精力，這些對生活繁忙的年輕醫師來講更是一大負擔，也因此大多數人會選擇低頭。

除此之外，阿伯有腦出血病史更是一大考量，訓斥阿伯的過程中讓他出血性中風是沒有醫師想承擔的風險。

「算了，等他的主治醫師來勸他吧……。」謝潮男憤憤然的走出病房。

真正的老臉駕到

隔天早上，我例行性的訪視這位阿伯時，本來以為又會是千篇一律的阿伯鬧脾氣情節，想不到一走進病房，阿伯正坐在病床上吃著肉粥。

我一度懷疑自己的眼睛，第一反應當然是向家屬確認到底發生了什麼事。

「哇！你爸爸怎麼今天這麼肯吃？肚子太餓了嗎？」

「沒有啦，昨天下午有個醫師來跟他聊了一陣子後，喔！很有效耶，他晚上之後就比較肯吃了。」

奇怪，昨天他的主治醫師門診人數爆滿，一路看到了晚上八點多，應該沒空來和他聊一陣子吧？

就在那時候，我的眼光瞥到了病房外的護理站，一位白袍微微臘黃的見習醫師，大六的迷你柯，又稱小柯Ｐ。

迷你柯的厲害之處，在於儘管他是應屆考生，卻有著一張超齡的臉，長得很像柯Ｐ外，身穿土色方格襯衫搭配西裝褲，穿著超級機能鞋，也不像同學們都背學生背包，迷你柯隨時都提著公事包，全身的成熟度都up！up！

會特地來和我照顧的病患聊天的人，除了主治醫師、我和學弟外，我實在是想不到別人，再加上迷你柯那神似柯P的外表，那位醫師是誰我已經了然於胸。

看完病患後，我找上了迷你柯，為了感謝他，開始吹捧起他的老臉。

「厚學弟，你真的超猛的，你知道昨天大家怎麼勸阿伯，他都不肯吃嗎？」

「一直叫我們找資深的來啦！超盧的，還好有你欸，比當主治醫師的謝潮男還猛。」

「看來你這張臉在醫院可以橫著走了，夠老，讚！」

想不到，迷你柯困惑的看著我一陣子後，才突然恍然大悟。

「夭壽噢！蓋瑞，昨天下午去找他的是王教授啦！他挑了幾個病史比較特別的個案帶外國交換生看！吼！」

「誰跟你老臉，馬的咧。」

啊！糟糕，尷尬了。

蓋瑞醫師的OS

不論外表如何，我們的終極目標都是能順利幫助病患早日康復，希望不論老臉還是幼齒臉的醫師，大家都能多多配合醫囑喔！

VOL.02

靠臉吃飯？

權威與親切，你適合什麼路線？

病人會隨著看診的科別不同，
掛號時在眾多醫師裡「挑選」符合自己心中所想像的樣子。
醫師除了內在擁有的專業知識外，
外在的長相也左右了能建立的形象……。

「你們前幾天誰兇病人去了蛤？蓋瑞是你嗎？」一走進診間，主管立刻興師問罪。「沒沒沒，絕對不是我齁，我猜張襯衫。」不管三七二十一，先丟包給同事是我的SOP。

「咦？有人叫我嗎？」張襯衫顯然沒反應過來，隱約聽到自己被cue到的他，遠遠的從辦公室另一側問道。

事情大概是這樣，有一位病患對自己得到的醫療有許多的疑問，屢屢的要求醫師去解釋病情，並且頻繁的提出質疑。這樣的病患並不少見，大多數同事也都知道怎麼心平氣和的應對進退，然而，幾天前有某位醫師在面對質疑的當下壓抑不住怒火，和病患吵了一頓。

壓力悶久了，爆發也是難免，總之吵架的結果不盡人意，病患氣得要投訴醫師，偏偏又不記得是哪位醫師兇她，所以選擇霸氣的投訴了整個部門。據說她洋洋灑灑的寫了許多不滿的點，驚動了高層，一路往下施壓的結果便是主管要來弄清楚來龍去脈。

「幫我看一下班表，找一下可能是誰！」不妙，這次主管真的很氣。

「被投訴這種東西我還需要去開會寫一堆文件，很浪費時間耶，一定要找出來是誰！」主管爆氣的說著。不得不說，有時候真的覺得台灣環境蠻糟的，出事都第一個檢討基層，甚至只是些雞毛蒜皮的小事。

「如果是那個說自己長一堆疹子的病患，那應該是我和她吵架。」在一片風聲鶴唳中，一向寡言的小陳出來擋下了子彈。

接著，小陳就被帶進小房間和高層開會了，根據經驗十之八九是被抓去上醫療倫理和溝通課，阿彌陀佛。

每位醫師都需要形象定位

「蓋瑞啊，前輩我給你一些忠告，當醫師的言行舉止和外表要恰如其分。」看著小陳遠去的背影，資深的何醫師有感而發的說著。

「如果想要走權威路線，病患會期待你看起來有相對應資歷的外表，如果沒有的話便很難取得病患和家屬的信任。」何醫師接著說。

「像那個ＸＸＸ啊，雖然才剛拿到醫師執照，不過他其實很老，進醫學系時已經三十幾歲了，這種齁，就可以走權威路線。」說到這裡，何醫師湊了上來自以為輕聲地說著，實際上方圓五公尺的人應該都有聽到，爆尷尬。

大家腦中對於醫師都有個期待的形象，這個形象會根據科別有所不同，有些科主流是溫柔溫暖的形象，有些則需要果決的自信，但不可否認的是：一個中年以上的外表更會給人經驗豐富的印象，更容易得到病患的信任感，自然也更有說一是一、說二是二的權威本錢。

「啊！蓋瑞你這種小朋友臉，就別自討苦吃了，看起來年輕的人最適合的還是親和路線。」何醫師繼續說著。

「雖然那個ＸＸＸ也要叫你學長，不過人家其實老你十六歲，你拿什麼跟他比？」何醫師毫不避諱地說著。

槓咧！何醫師，你真的講很大聲啊……實在母湯。

醫病距離也與形象有關

現在的醫療和我們上一輩的醫療有許多的不同，以往醫病之間的資訊不對等十分明顯，病患聲色俱厲的質疑醫師並不常出現，而在這個年代，網路透明了許多醫療知識，魚目混珠的雖然也不在少數，但終究是拉近了醫病之間的距離。

病人們通常會這樣跟醫師說：「醫師你說的怎麼跟我在別人網誌上看到的不一樣？」或者是「我在網路上有看到一個說法，醫師你怎麼建議呢？」

我相信這樣的信息發展是好的，即便醫師們增加了許多的挑戰，但病患不再只能被動的接受指令，醫病之間有了更多的討論也更加的對等，而以經營醫病關係的角度來說，何醫師的建議十分的中肯。

「是說齁……蓋瑞……」何醫師把手放在嘴邊再次湊上來，我有一種不祥的預感。

「其實，我覺得小陳也很衰，明明就長得很老很有潛力……」

「你看他那個法令紋和抬頭紋，他形象定位大概有一些障礙，多一些溝通經驗下次就不會弄成這樣了⋯⋯」何醫師仍然繼續自以為輕聲的說著。

欸，何醫師別鬧了，我還想跟同事們好好互動啊⋯⋯。

蓋瑞醫師的OS

醫師雖然不是靠臉吃飯的行業，但仍會努力建立自己的形象，為的是拉近與病患的距離，讓醫病互動好，也能更順利恢復健康。

VOL.03

健保給付大不易

有些藥不是醫師不肯給

醫師的工作內容之一，
是向病患及家屬解釋可能會使用的藥物，
若藥物是自費，需有自費同意書，在徵詢同意後才能開立。
明明有健保，為什麼吃藥還需要自費呢？
背後的原因可多了！

首先，對於單價較高的藥物，健保往往會設置開立的門檻，避免不必要的消耗資源。最常見的例子之一就是 Nexium（耐適恩，經常使用的胃潰瘍藥），只要病患沒有做過胃鏡，或者胃鏡報告中沒有寫到明顯的胃潰瘍，想使用 Nexium 就得自費。

「阿姨，這顆胃藥齁，因為還沒有胃鏡報告，所以健保不給付，請妳在自費這邊幫我們簽……」

「哼？之前診所開的胃藥都不用自費，開那個不就好了？」

「不一樣啦，妳現在胃出血很明顯，還有血便、頭暈的症狀，我們還是先用這個比較安全。」

診所能開立的藥物往往很初階，不論是抗生素還是症狀治療上都是如此，比較後線的藥物治療還是得到醫院。

「啊捏噢！啊這個要自費多少？」

「一顆十七塊，一天吃一顆。」

「欸，很便宜啊，健保怎麼那麼小氣沒給付？厚啦！自費沒問題！」

Nexium的自費價格就是在二十元之間浮動，對病患來講幾乎不造成負擔，病患答應使用也不用天人交戰。但其他的藥物就不是這樣了，營養補充的白蛋白、救命的免疫球蛋白或者免疫製劑，自費的額度動輒數萬，對於沒保險給付病患是無比的壓力。

「健保很小氣，連這麼便宜的藥都不給付」這句話只能說對了一半。

就算是十幾塊錢的藥物，以台灣的醫療模式來講，一天可能也有數十萬的開銷，對於窮到不行，連打腫臉都無法充胖子的健保來講，選擇不給付是合理的方法，況且臨床上，也不是所有胃痛的病人都需要後線的藥物。

不過，健保很小氣這件事也算是享譽國際。

健保與歐美藥廠的過招

學生時期，我曾經在討論課上，聽聞健保的瘋狂事蹟，那時候在台上幫我們上課的，是學術和臨床都堪稱神人的L醫師。

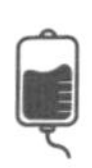

健保很小氣這件事絕對千真萬確，並且享譽國際。

「以往這個疾病的……五年存活率都很差病患都活不久……」

「一直到……這個A藥物療程問世後……罹患這個病的……病患才出現一線生機……。」

L醫師講話語調十分厭世沉悶，並且斷句都斷在很怪的地方，讓我數度睡著，坐我隔壁的謝豆漿甚至打呼了一整節課。

「好……今天的課就上到這邊……同學們有什麼問題嗎……？」

「老師不好意思！想請問一下！」

一個精神抖擻的聲音突兀的冒出來，劃破死氣沉沉的氣氛，也讓我隔壁的謝豆漿驚醒，起床迷惘的擦擦口水。大家朝聲音的來源轉頭一看，是本組的知識王鄭P，鄭P精通天文地理數學財經地科食品安全，以及各種沒人會去讀的冷知識。

「老師，我去年就很納悶，為什麼台灣沒有引進這個療法，連自費都沒辦法使用，A藥的研究成果就擺在那裡，這樣很不合理吧？」

「同學問得很好！這個齁……」面對鄭P情緒激昂的質疑，悶了一整節的L醫師講話也激動了起來。

「本來這個藥物是會引進台灣的，但同學們你們要知道，這個藥物療程一次一萬元，那麼，我們健保跟人家殺價殺多少呢？」

「兩千元囉！」

「一萬元的東西你跟人家喊兩千？你的對手是美國藥廠，不是泰國市場賣椰子汁的耶！」

像奧客的健保制度

台灣身為醫療先進地區，自然是藥廠進駐的最佳選擇之一，但健保制度就像是菜市場裡戰鬥力破表的奧客大媽，厚著臉皮對藥價大殺特殺，不給便宜一點就拉倒，沒有原廠藥我們還有台廠藥，再不然，還有更低成本的替代方案。無限壓低成本的最後，有些藥的藥價還比外面一顆不到一塊錢的沙士糖都還便宜，用角來當單位的，這些在健保給付的情況下一般民眾不一定會知道。

我們的殺價高手為我們帶來滿滿俗擱小碗的藥物，但外面的商家也不是省油的燈，更何況是資本主義興盛的歐美藥廠。與其在這邊和你殺價談買一送一，不如直接放棄台灣市場，就像A藥一樣，始終不曾出現在台灣。

蓋瑞醫師的OS

醫師在開藥時，適合病患的藥物就是第一選擇，但是該自費還是健保給付，還得符合健保制度的規定，真的不是我們太小氣呀！

VOL.04

與大腸癌病人的邂逅

疾病的無情讓人措手不及

有一間病房，走過時總會充滿小孩的笑聲。
但是那天真的笑聲背後，
是一位即將不久於人世的病人。
在醫院裡總有許多生命的消長，
許多的情緒與感觸……。

病房裡的小朋友，一位三歲，另一個不到一歲，兩人由爺爺奶奶帶來探望爸爸。不知道是不是因為在爸爸的病床旁看到許多親戚們，他們總是笑嘻嘻的。

爸爸三十六歲，月初覺得肚子疼痛，先是在台東當地醫院檢查過後，在大腸看到疑似惡性腫瘤的病灶，腹腔看到許多腫瘤以及惡化快速的腎水腫。在醫師的建議下，他來到台大醫院就診。

稍微有醫學背景的人，看到這樣的病史多半心知肚明。手術馬上執行，在術中取出的部分腫瘤組織送病理化驗，而診斷也被大大的寫上「大腸癌併多重腹腔轉移」。儘管正式報告要等待病理結果出來，但癌症末期幾幾乎是可以確定的。

在死神面前的渺小

第一次接觸到這位爸爸是在他大腸癌切除手術後。手術前，他承受巨大的疼痛，手術後疼痛依舊，現階段的手術也只能將最明顯的大腸癌病灶切除，腹腔的腫瘤轉移壓迫仍讓他痛得不能自已，所有能給予的止痛藥都無法緩解這樣的疼痛。

記得在值班的夜晚，默默站在他床頭看著他因痛楚而痙攣的臉，一旁多天沒睡的太太眼眶浮腫。我永遠記得那充滿沮喪的一夜。學了多年的醫學，看著外科老師們多次的拯救病人。但這一次，醫學在死神面前只顯得渺小而卑微。

隔天早上，在例行性的訪視病患中，他主動叫住了我。「醫師，我的健保卡給你們看，在台東時我們有簽過DNR，上面不知道有沒有註記不要急救。」他指著櫃子上的健保卡。DNR，代表著放棄維生急救治療。當病程只會不可逆的邁向死亡時，病患與家屬有權選擇不接受醫學的維生，在安詳中離去。

知道病情後仍然豁達

「朋友，我一開始不是就跟你們說，可以老實跟我講我的病情嗎？我OK的。」在他轉到病房的一開始，我們就知道他有兩個年幼的小孩，也因此，他這樣不樂觀的病情，沒有人敢貿然告訴他。

而是在他多次治療後昏睡時，委婉的告訴他太太與爸媽一切。然而不知何時，這位爸爸輾轉感受到病情的嚴重。「我OK的，來吧！可以告訴我！」他那不合時宜而豁達笑意的背後，必定是無數的淚水與無奈。

這階段的大腸癌五年存活率統計上只有11％，而他的情況只會更差。除了大腸癌多重轉移外，大量腹水、急性腎病與肺栓塞也在一個月內相繼來報到。「我們是台東卑南族的喔！跟歌手阿妹一樣，都來到這邊了，一定要加油！」在知道病情後，他握了握拳頭。

即便這麼說，但清楚的DNR聲明，和太太滿臉的淚水，總讓他的打氣顯得無力。在我們訪視完後，兩個小孩又被爺爺帶回病床，滿心期待的找最近一直在打瞌睡的爸爸。

每次經過他的病床，我總會駐足，默默的看著他一家人，看著他和太太對著小孩的童言童語報予淡淡的微笑。兩個小孩的天真懵懂難掩癌末的離愁，死神的呢喃，讓病房總充滿嘆息與婆娑的淚眼。

請加油！發自內心的祝福

病患的病床有一面面向東方的窗戶，他每天都會看著黎明升起。「我家住在東部，不過現在也不知道能不能再回家了。」他總苦笑著說。或許是他的身體告訴他，在DNR簽署並且拒絕所有維生醫療後，很可能一步也踏不出台大醫院。

昨夜小樓起東風。人生何許，多次醫療處置換來一場空，生離死別仍然近在咫尺。

每一個天明，兩個小孩總早早被帶來醫院。在值班後的日出，我站在病房外，看著他們一家人背著暖紅日光的剪影。他摟著女兒與兒子輕聲細語的交談，兩個小孩則開心的笑著。

我想起李煜回首故鄉時的感慨昨夜小樓又東風，我多麼希望他們能一起再回到台東。

他遠遠的看到我，給我一個微笑，並舉起左拳握了握。「加油！」我看到他的嘴型與微笑，是我無法想像與做到的堅定與樂觀。慚愧的是我只能擠出一個笑臉，卻連加油也不知如何說出口。

昨夜小樓又東風，可惜東風又作無情計。

蓋瑞醫師的OS

或許大家會認為我們每天面對生死，應該是很習慣了。但事實上，在病人來去的過程中，也時常讓我們對生命感到敬畏與不勝唏噓。希望大家能夠好好保持自己的健康，和珍惜與身邊每位親友的相處時光。

VOL.05

每天發行的「看護福袋」

好的看護讓大家天天都開心

在醫院裡，許多家屬會聘請外籍看護，
除了照顧臥病在床的家人，也分擔家人的負擔，
不過，找看護就像抽福袋一樣，
頭獎和安慰獎的層級差了十萬八千里……。

「吼！啊我們那個雪莉跑了啦！」

「我就覺得她怪怪的，整天都在講手機！」

在醫院裡，許多工作繁忙的家屬都會聘請外籍看護來照顧臥病在床的家人，優點是經濟負擔比較小，缺點則是語言不通以及像這次的雪莉一樣，逃離雇主。

「醫師我告訴你，雪莉來台灣快四年了，中文還七零八落的！」

「阿公住院請她多翻身多拍痰，一聲不吭、愛理不理的，現在想想那時候就怪怪的了。」

聘請看護，不論國籍，就像抽福袋一樣，有時候聘用到很猛又無敵，有sense的看護，照顧起病患行雲流水，不當醫生我都為醫界感到惋惜。

找到好看護就像中頭獎

好比說，上個月遇到的安妮，堪稱神之看護。

遇到安妮的那一晚我正好值班。

「醫生！我爸爸說他鼠蹊部很痛！突起了一大塊！」當時，家屬驚慌的跑來護理站大喊。聽起來是疝氣，大概是腸子跑到腹股溝去了，先去看看再說。

我到床邊看病患時，發現這位看護安妮，正慢條斯理、打太極拳似的推著那塊膨出的疝氣。

「沒關係，遮個窩會用，遮個窩以前做過！」安妮聽到我和家屬的腳步聲，頭也不回的用不是很標準的中文笑著說著。

「哈哈，窩推過很多次遮個啦！」

「窩還有推過子宮的！」她自信的專注之餘，一面談笑風生。

這個安妮真心超猛，每次病患有什麼雞毛蒜皮的小變化都會注意到，不僅連隔壁床阿伯的病情都瞭若指掌，還能舉一反三問出精銳的問題，是個絕世高手。

安妮這樣優秀的看護就是福袋中的頭獎，大概就像買全家超商福袋，抽到休旅車一樣。

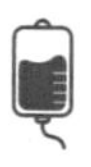

佛系看護出場，醫師和家屬都得自求多福。

四不一沒有的佛系看護

另一種極端，大概就像雪莉一樣，有不少看護隨時都在滑手機，一見到家屬或醫護人員詢問病況就結巴心虛，基本照護一概不理。不拍痰、不翻身、不在床邊、不知道病情、出狀況沒有通知護理站、高速灌食，船到橋頭自然直，佛系看護。

不過如果單就外籍看護來說，台灣許多雇主都會霸凌他們，申請來照顧行動不便的阿公，結果還額外要求做家事再照顧阿嬤和孫子，煮飯洗衣接送上學樣樣來，一堆規矩一堆責怪，把外籍看護給逼跑也是常有的事。

不管背後有什麼理由，如果福袋開到佛系看護，大概就像被投幣機吃錢一樣欲哭無淚吧。

蓋瑞醫師的OS

神之看護會幫助家屬之外，更能順利幫助醫療人員對病患的狀況進行有效的診治，對我們來說也算是抽福袋啦。

VOL.06

足以致命的頭痛

不要忽視自己身體的任何徵狀

「二十七歲女性，意識不清，昏迷指數五分。」

無線電另一端，救護人員簡短的報告，

同時，他們的救護車正全速趕來醫院。

五分鐘後，兩名救護人員匆忙的推進一張床，

上面的女性穿著連身洋裝、一頭棕色長髮凌亂的散著，

怎麼叫都叫不醒。

昏迷指數持續下降，只剩三分。

第一線處置如火如荼的進行著，急診室護理師們熟練的幫她抽血置放管路，緊急插管也在家屬同意後的幾十秒後完成，她媽媽在一旁焦急的告訴我們病史。

「她今天工作完回家後，告訴我們說她頭很痛，想去小睡一下。」

「一陣子後，我們想說她睡好久，決定叫她，卻發現怎麼叫都叫不醒。」

意識不清的可能病因有很多種，貧血、血糖電解質不穩、藥物過量、感染或創傷等等，族繁不即備載，但聽完家人的敘述，大家都心裡有數了。幾分鐘後，這位年輕女性已經做完了電腦斷層加上血管攝影，看到她腦部影像的那一刻，我們都沉默了。

無緣的婚禮

腦幹的大量出血映在我們眼前，命運之神無情的給這位女性判了死刑。在將她從影像檢查室一路送回急診的路上，身上的監測器持續發著警報，隨著她的腦壓上升，她的心跳也愈跳愈慢，儘管我們給予了所有的處置，她仍一步步走向死亡。回到急診室後，在診間外踱步不安的家屬多了一位，或者說，未來的家屬。她的未婚夫雙手合十不斷禱告，向上天求情。看到昏迷不醒的未婚妻，他慌張的詢問我們病情，家屬們也隨之聚集過來。

「她的電腦斷層顯示有大片的腦幹出血。」

「你們要有心理準備，她，很可能回不來了。」

她那一直眉頭深鎖的爸爸，再也壓抑不住淚水，嚎啕大哭起來；未婚夫則緊緊握住她的手，哭喊著她的名字。一個月後的婚禮，從此遙不可及。

「開刀有辦法嗎？外科醫師可以來看看嗎？」

「轉院試試看呢？」

「有什麼藥可以救她嗎？全部自費都可以，拜託你們了。」

「真的沒辦法嗎？」

看著神經外科醫師的嘆氣與嚴肅的搖頭，告訴他們以她這次凶險的出血來說，就算救回來也十之八九也會是植物人。她的妹妹，唯一強忍住淚水不斷詢問的家

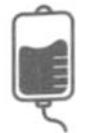

她身上的監測器持續發著警報，但我們已經給予了所有的處置。

屬，也癱軟在椅子上，愣著看著淚流不止、不斷自責叫喊的未婚夫。

醫師的內心也波濤洶湧

在病情解釋時，無論口氣多麼冷靜，無論言語多麼理性，但自己的心中也是情緒湧動。隨著其他病人漸漸的掛號進來，我們把時間留給了她與家人，按下看診鈴，繼續工作。

在凌晨時刻，家屬們選擇了讓她離開，看著家屬的背影，蹣跚地緩慢遠離。長大後才知道人生中有太多的殘酷事，也認知到，並不是每一次都會善有善報，掌管命運的神輕易的就能帶走一切，帶走歡笑與希望。在如磐的長夜中，我仍依稀聽到朦朧淒迷的哭聲。萬般皆空，經過二十七個歲月，卻在看似還有大好年華的這一晚與至親們天人永隔，留下還沒公布的婚紗照，和那永遠不會到來的蜜月旅行。

VOL.07

風光職業的背後

打拚難兼顧身體

名人也會有生病的時候。
和這些名人在卸下包袱的狀態中互動，
讓醫院生活豐富許多，
但也感受到在他們光鮮亮麗的背後，
有著許多的無奈……。

大五時我曾經在門診見習時遇過一位年輕女性，她是一位飽受輿論抨擊的模特兒，許多人質疑她沒有真材實料，透過經紀公司包裝才上得了檯面，她的成功對其他一樣努力的人是種褻瀆，她就只是個運氣好的路人。

「哈囉，這次腳底有好一點嗎？」老師問。老師和她已經相當熟識，年紀不過二十初頭的她早已來復健科報到無數次。

「唉！最近活動比較多，好像又更嚴重了。」她說。

「我們的療程雖然能幫你舒緩症狀，但如果要治本的話，妳還是得多休息啊！」老師叮囑的說。

「我盡量啦，很多東西還是得配合工作啊！明天還要參加路跑……」她說著，在燦爛的笑中帶著一點點苦澀。

模特兒的超硬行程

在她離開診間後，老師仔細地敘述這位模特兒一天的作息給我們聽。

「她常常都是早上七點半開始健身，九點後大約每兩個小時都在跑各種活動，活動前必須大費周章的打扮，行程一直持續到晚上九點，有時候甚至深夜還得參加節目錄影。」老師敘述著。

「她也常常穿一整天高跟鞋，當可以脫下來時又得換上跑步鞋，做健身和有氧等大量運動，我看她的筋膜炎十年內搞不好都不會好。」老師搖頭嘆息著說。

以這樣密集緊湊的行程來看，真的很難想像要如何維持生活紀律。很多人都體會過高壓忙碌時想大吃一頓的心情，吃東西可以削弱大腦對壓力相關激素的反應，帶給人快感和放鬆。如果給我過一天這位模特兒的生活，我深夜回家的第一件事一定是去巷口買鹹酥雞，然後再去 7-11 將泡麵、零食和全糖飲料全部給他催落去，大概一個月就會慘遭經紀公司開除吧？

隔天我上網翻了翻娛樂新聞，也真的看到那位模特兒在路跑中對著鏡頭微笑的照片，仔細一看路跑的開始時間是清晨，太陽還沒出來就在長跑的概念，我只有在成功嶺經歷過。看著一張張敬業的照片，不禁想起網路上那滿滿的輿論，她真的不努力，不值得這一切嗎？

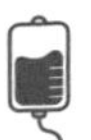
如果我是模特兒，深夜回家一定是鹹酥雞、全糖飲料，給他催落去！

運動選手的為難

前陣子世足賽踢得正火熱，空閒時間我也會追幾場比賽。每場球賽都可以看到球員大量的肢體碰撞與推擠，賣力跑動和爭搶球，兩人相撞的場景屢見不鮮，很難想像那樣碰撞的力道之強。在我的額頭和膝蓋有兩道疤痕，都是讀幼稚園時走路撞到樹造成的，當時也不是拔腿狂奔，就只是一邊分心一邊用正常速度往前走，回過神來就已經撞到樹了，那巨大的力道和汩汩的血流永生難忘。

小屁孩我走路撞樹身體都付出這麼大的代價了，遑論那些在運動場上頂著職業級光環碰撞的運動員。

阿伯的心酸誰人知

在我當實習醫師時，曾經幫一位五十五歲的阿伯手術後傷口換藥，當他擺好姿勢準備讓我拆開紗布時，阿伯的右手持續不斷的抖著，無法控制的搖晃顫抖。

「哇！阿伯，你右手會這樣，抖多久了？」我問。

「你說這個嗎？這個二十年有了啦！」阿伯看著右手，滿不在乎地說著。

這件事十分不尋常，如果阿伯說的屬實，這樣的顫抖自他三十五歲就開始了，好端端的年輕男性，幾乎沒理由有這種神經學症狀。

「阿伯，你這個手抖應該有看過醫生吧？他們都怎麼說？」我繼續問。

「有啊，我以前當過棒球國手，還在打棒球的最後幾年就有點這樣了，退休後看過中醫用針灸、神經科、復健科骨科……好多科，目前都暫時沒有好的治療方法，我看大概就這樣了吧！哈哈……」阿伯苦笑著說。

「年輕醫師啊！你也喜歡棒球嗎？」阿伯問。

「嗯……」看著他那逆來順受的豁達，不知為何我詞窮了。

在世足賽的每一場比賽中，都可以看到無數球員在碰撞後的走路姿勢充滿不自然的肌肉代償，甚至還有在鏡頭遠拍下仍清晰可見的超長傷口，他們其實都帶著傷上陣，新舊的大小傷。

風光背後的代價往往超乎想像，除了可見的肢體碰撞外，更多的是在身體內部、肌肉骨骼韌帶神經的漸漸損傷，並且在醫學上也有運動員心臟的研究陸續被發表，運動員的工作型態讓他們承受著更高的心律不整、心室肥大與猝死等等風險，風光的背後是數不清的犧牲。

蓋瑞醫師的OS

看似風光職涯的背後，所付出的努力和代價往往不是多數人能想像的，親自和他們接觸過後，更加有所感觸。

VOL.08

醫師也要會陪笑

當外籍醫師遇上外省病患

醫師的工作中，除了傾聽病情、解決病症之外，
和病人之間的情誼，也是需要好好維持的。
面對幽默病人的各種冷笑話，
陪笑的能力也是一種技能……。

有一位外省病患，據說在中國當地是知名文人，藝術造詣高深，並且在家鄉還蓋了一間以自己為名的美術館。總之，他中風後恢復良好，幾乎和中風前沒什麼兩樣，而他也真不愧是文人，不像其他行動自如的病友們會聚在一起看連續劇，爺爺在無聊的住院觀察期間創作不輟，文思泉湧。

「呀！醫師來啦！來，正好正好！」

「蛤？什麼意思啊爺爺？」

「來，我來搏您一笑，我剛寫好的打油詩！哈！」

「哦！哦！好，請說。」

「%$#&*老，%$#&*好……」爺爺開始用濃厚的口音、誇張的停頓和抑揚頓挫念著打油詩，老實說，根本聽不出來在念什麼。

面對熱情的老爺爺只能笑了啦

我記得他拿著紙朗誦完的當下，滿心期待地看著我。

「醫師啊，我這寫得怎麼樣啊？算是幽自己一默吧？」

「哇！寫得很好耶，爺爺很厲害啊。」

「幽不幽默啊？」

「幽默啊，呵呵呵呵。」我笑著回答。

很認真回想內容的話，似乎爺爺是在自嘲年邁住院以及在醫院的無聊，但真的只能聽得出幾個字而已。不過幾乎聽不懂也沒差，本肥在醫院經歷的陪笑訓練可不是蓋的，不論冷笑話、爛笑話或是用詞不恰當的笑話，都能放空腦袋放聲大笑，陪笑的基本功一流，專業度不在話下。不知道是不是我的陪笑太敬業，爺爺創作魂爆發，隔天又來了一首打油詩。毫無意外的，依然不好笑，我有八成聽不懂，不過我還是努力的笑著。

見習洋將的陪笑功力

只不過，這天訪視爺爺時，學長分配了一位美國華裔的交換生Alex到我這組，

外籍見習醫師誠懇、中氣十足的笑聲，陪笑功力實在高超！

Alex 是移民第三代，完全不會中文。

「醫師啊，我今天這首打油詩寫得怎麼樣啊？」

「厚，爺爺，你這寫得真是妙趣橫生啊！」我熟練的豎起大拇指吹捧爺爺。得到我的認可後，爺爺轉向 Alex，微笑的盯著他，等待著回饋。想當然，Alex 一臉茫然，和爺爺對到眼幾秒後，困惑的轉過來看我。

"Just laugh." 我悄悄地說。

"Oh！OK. HAHAHAHAHAHA！HAHAHAHAHA！"

不鳴則已，一鳴驚人的例子就是 Alex，他大聲的笑出來，那中氣十足的真誠，質樸的爽朗與同樣笑著的眼睛，讓他的陪笑顯得毫無修飾。難怪前輩都說要走出台灣看看，國外的見習醫師就有這種水準，看來台灣的醫療真的要加油了。

蓋瑞醫師的 OS

什麼樣類型的笑話都能懇切地笑著，這也是一種專業啊！

VOL.09

病患的最後一哩路

除夕夜的醫院

過年的醫院相對冷清許多，
沒有人想要在節慶正濃的時候待在醫院，
留下的病患大多有迫切的病情，或者有著無法出院的病因。
在歡樂的節慶中也有著無數的生離死別……。

這些病患大多是住在內科病房的老年人，身邊的兒女也為了在過年期間讓老人家開心，舉家來探視，三代同堂的病房總是鬧哄哄的。最角落的病房，住著一位四十二歲的女性，不像其他病床的熱鬧，她的身邊總是只有一位家屬陪伴，唸高中的女兒、讀國中的兒子和他先生三人接力，輪流照顧媽媽。

稍微看了一下病史，太晚發現的腦瘤快速生長，以現代醫學沒能趕上的速度奪走了她的正常呼吸功能和她的意識，現在的她是個植物人，走在通往死亡的單行道，在未來的某一天，或許是明天，或許是幾年後，她會走到這條路的盡頭。

除夕的早晨

值班的早晨接到了公務機，護理師告訴我，她發燒了並且很喘。我走到了她的床邊，做了一些檢查後，看著她的生命徵象，回想幾個小時前看到的樣子，在那個當下，隱約覺得那條單行道的盡頭似乎近在咫尺。

對於這樣的病人，一般都會和他的家屬先談好當死亡可能來臨時，是否要積極的救治。以台灣的醫療技術，全力搶救病患並把所有藥物全部給上去，可以大幅拖延死亡的過程，和死神拉扯數十年都大有可能，但在和死亡的角力中，病患是痛苦的，無數次的電擊、屢屢被壓胸壓斷的肋骨，以及沒入口中的通氣管。

醫療團隊曾經嘗試和她先生討論不施行急救的可能性，但多年的感情可不是能短時間內就放手的，他的先生曾經提起筆嘗試簽署，但噙著淚水的他總是沒能交出那份同意書，他需要更多的時間。

永遠無法準備好的最後一步

這次是她兒子照顧她，剛幫媽媽穿完尿布，床邊的置物櫃上放著他的iPad。

「媽媽發燒了，我們幫她抽血找一下原因，等一下請人來照張X光好不好？」

「好，麻煩你們了。」他靦腆的點頭。

「今天換你嗎？爸爸什麼時候會來。」

「呃……大概晚餐吧？我們約好晚餐時他會過來。」兒子回答。

看著她床邊的監測器，判斷她可能無法靠自己撐過這次的挑戰，所以我嘗試積極的聯絡她先生，想告訴他現況，並想要了解，是否，我們該拼盡全力的拉長那最後一哩路？

「可以幫我打給爸爸嗎？我跟他講一下媽媽的病況。」

「好啊，等我一下。」

他爸爸在電話的那頭告訴我，他們今天計畫是晚餐時女兒來跟兒子換班，兩個小孩輪流回家吃年夜飯，讓年邁的爺爺奶奶看，但如果有迫切的必要，他將會盡快到醫院。

「那先生，想請問一下，如果病況危急的話，有考慮順其自然嗎？」

「……還是先拜託你們，我暫時放不下手，也還沒和孩子們討論這件事……」

掛下電話後，我回頭望見這位唸國中的弟弟，神色緊張的看著我，欲言又止。

「弟弟別擔心，我們會盡力幫忙媽媽的，檢查結果很快就會出來的，一起幫媽媽加油！」

「好，謝謝。」

最後一次的急救

在檢查都做完後，看著剛出來的X光片那嚴重肺炎和肺水腫，以及那漸漸往下的呼吸狀況，我告訴弟弟，媽媽正在和呼吸衰竭奮鬥，我們會盡可能的讓媽媽別離開他們。我們積極的給予藥物處置，把軟針放進血管，頻繁地抽血追蹤數據，儘管維持住生命徵象，但我心知肚明這只是一時穩定，下一場角力很快就會開始。

每過一陣子，角力又會再次開始了，但在每一次的角力中，都可以感受到她的每況愈下，想拉住她又更費勁，藥物們的劑量一次比一次高，病況卻始終沒有明顯起色。

該來的還是會來，在那個凌晨，女兒照顧媽媽時，又一次的急轉直下，這次單純的藥物和非侵入性處置已經無法維持她的生命，必須急救了。我們急救著，女兒在一旁慌張的通知爸爸，爸爸急忙的帶著兒子趕出家門。在氣喘吁吁的踏進病房那一刻，看著圍繞的人群頻繁的壓胸，床單上的斑駁血跡以及散落的針具，這位爸爸淚水潰堤，腿軟往後倒在牆邊。

「不要救了！」

「讓她走吧！」爸爸哭著大喊。

同事們聽到了他的意願後，熟練的停下所有急救，稍加收拾便回到各自的工作崗位，留下值班並同時是病人的住院醫師的我，以及泣不成聲的一家人。

丈夫簽了DNR同意書，在家人的陪伴下，她走過了終點，急救的風風雨雨過後，她的臉色蒼白而平靜。她的兒子則是無法釋懷，從小學開始爸爸媽媽便把他送到美國讀書，每一年的過年假期都期待著相聚，而這次不一樣，媽媽先是成為了植物人，接著永遠的離開了他。

生命無常但愛不會消失

媽媽真的走了嗎？晚餐前還有心跳的媽媽走了？我們為什麼要放棄媽媽？蓋瑞你不是說你們會盡力嗎？

隨著她的親戚陸續來訪，圍繞著看她的最後一面，病床旁不再冷清。我走出充滿啜泣聲的病房，天亮了，從醫院的窗戶往外看，可以看到年節的氛圍，充滿喜氣的紅色調。

在禮儀社莊重的帶著她離開時，家屬們停了下來向我簡短的道謝，兒子仍然顫抖哽咽。某種程度上，我猜我可以理解他的心情。

小學的時後，我曾經也以為我要失去我的母親，她虛弱的握著我的手告訴我，如果媽媽走了，爸爸工作很忙，我要乖乖聽阿姨的話，好好長大。每一天早上，阿姨帶我到外國朋友家，和他們一起度過一天，並在她下班後接我去醫院探視我媽；每一天晚上，自己回到空蕩蕩的家，縮在被窩裡想著沒有媽媽後的人生該怎麼度過。

我的腦中想像著許多場景，許多的如果。

「如果媽媽好了，我一定會當個乖小孩不再惹她生氣。」

「如果媽媽走了，我要自己加油別讓爸爸擔心。」

但想著想著，總會想到一起出遊的片段，想到她的付出，最後總是虔誠的向老天祈禱，甚至開出條件想換回媽媽的健康。

我媽拄著拐杖出院，而他的媽媽被換上乾淨的衣物，安詳的被親人簇擁著出院，我想，其實我沒那麼懂他的心情。但如果再讓我回到值班時那一次的見面，比起幫他疾病末期的媽媽加油，我更想幫他加油。

媽媽夕陽西下，而他的黎明才正要開始。老天從不按牌理出牌，往往讓人措手不及。或許今天我們走不出這樣的挫折，但那無力感總會隨著時間漸漸被克服。有一天，你會知道讓媽媽走比挽留她更好，在今後的路上，我相信另一個世界的媽媽會永遠的守護著你的每一步，請你加油。

蓋瑞醫師的OS

面對生死的無常，我們總在一次次的措手不及裡累積經驗。對生者而言，往後的路還很長，真心地為家屬們加油打氣。

VOL.10

養生新手超自信

洗心革面的糖尿病患

一位中年女病患肺炎住院後，
順便被檢查出了糖尿病，血糖值遠遠超標，
這讓她無敵晴天霹靂，
於是，她開始努力修正自己的飲食習慣……。

「哎唷喂！啊我怎麼會得了糖尿病柳？」

「握！不行不行！醫師我速不速該調整飲食啊？」

這位阿姨過往的飲食模式十分驚人，連本肥也甘拜下風。她會在晚上到夜市買炭烤雞排兩份和滷味珍奶，一部分當宵夜，沒吃完的當隔天早餐，幾乎是每天的固定行程。

「阿姨那你要不要訂醫院的糖尿病飲食？由營養師幫病患的調整過的，連熱量都算過。」

「沒關係醫師，醫院的飲食我吃不慣，我研究過後再請家人幫我準備，我一定會好好養生的！」

阿姨信誓旦旦的説，她一定會痛改前非，除了藥物治療外她還要努力的改變生活型態。

「這次一定努力養牛，絕！對！」阿姨喊出了改革的口號。

乖乖聽話的病患？

「醫師早！我今天感覺很好！」

之後幾天查房，阿姨浮誇的展示她的養生成果，清淡均衡的飲食讓她隨時都神清氣爽，不再像以往一樣毫無節制的攝取熱量後，感覺像變一個人似的，我們講的每句話，她都像訓練有素的士兵一樣大聲的答覆。

「昨天還有咳嗽嗎？」

「沒有！非常好！」

「我們現在給你的血糖藥比較重，所以你要幫我們注意……。」

「好的！沒問題！」

「……呃……你要幫我們注意有沒有頭暈、冒冷汗發抖等症狀，建議身邊可以帶一些糖果這類的精緻糖在身邊，一有那些低血糖的症狀齁……。」

「OK醫師沒問題！我完全了解！」點頭如搗蒜的她，隨時插話大聲附和並給予正面回饋，渾身散發讓人不自在的過度正能量。

努力過頭的病患阿姨

前天凌晨，公務機響起，這位阿姨意識模糊，全身發抖冒冷汗。

「欸，蓋瑞！那一床阿姨意識不清，生命徵象穩定，你要來看病人嗎？」

「呃……好啊，先量一下她的血糖，我等一下過去。」

量了一下，毫無意外的低血糖，治療前血糖都五百多，現在只有五十。

一般來說，如果病患還能勉強進食，我們可以給予任何形式的口服糖類來幫助她回升血糖，基於她曾經大力承諾會準備糖果在身邊，那個當下我開始在她病床附近尋找糖果的蹤跡。（補充一下，視情況，常常也會用 D50W 糖水數支推注，但當下我評估用吃的也無妨，她的意識也不是說真的很差。）

找了一陣子，完全找不到糖的蹤跡，倒是有一包原味杏仁。堅果這種東西對於急性的低血糖幾乎沒啥路用，在低血糖時這位阿姨幾乎無法咀嚼以外，成份以脂肪居多的堅果類對於提升血糖的效果也是遠遠不如糖果。

最後，護理師泡了一杯超甜的即溶咖啡餵她喝，很快的，她便不再發抖，也恢復了意識。

糖果與堅果，差一字差很多

「阿姨，你有帶糖嗎？床邊只找得到堅果，那個對低血糖發生時不怎麼好用。」

「哎呀……醫師不好意思，我想說糖果不健康……所以都只準備最健康的堅果柳。」

「沒關係，下次知道就好，是說前幾天都好好的，我們也都沒改藥物劑量，怎麼今天突然低血糖咧？」

「醫師我告訴你吼，我都很怕吃太多會高血糖，所以這幾天我常常都沒吃，這樣也比較健康，血糖也比較低柳。」

最後我費了一番功夫，告訴她血糖不是愈低愈好，相較起高血糖，急性的低血糖甚至是更致命的問題。

「啊呀！醫師不好意思，我養生新手啦，下次我會好好注意的。」

「沒關係阿姨，那還有什麼問題嗎？」

「沒有了，一切OK！不好意思大半夜麻煩你！」

一小時後，公務機又響起來了。

「欸蓋瑞！剛剛那個阿姨一直來護理站說她睡不著，以前都不會這樣，想要找醫生來看她啦！」

「那個……她以前有在兩點半喝過特濃即溶咖啡嗎？」

蓋瑞醫師的OS

遇到很積極改變自己飲食和生活習慣的病患，醫師心裡其實是開心又忐忑的，畢竟過猶不及的事可是很常發生的！

CHAPTER 3
醫師的生活其實超刺激

醫師也是人，
一樣需要睡覺、吃飯和……

VOL.01

惱人的評鑑（上）

學習護照只是前菜

評鑑和考核這類的東西無所不在，
有事沒事就要繳一堆文書作業，
但這些文書作業往往毫無參考價值，
甚至和平時的工作內容不相干。

對年輕醫生們來講，
最萬惡的學習護照就是個很好的例子。

學習護照這本數十頁的小本子，上面密密麻麻的布滿了數百個格子，要醫學生或年輕醫師記錄自己從病患身上學到的東西，記錄完再由當時指導學習的醫師蓋章審核。這些文書作業看似合情合理，但實際上寫起護照會發現困難重重。

大五的時候，我第一個見習的病房是腎臟科病房，熱心教學的學長小顏找上了我，帶我去看他分配給我學習的一床病患。

「學弟啊，這個病患阿姨是來做腎臟切片的，她最近意外在健康檢查抽血結果發現腎衰竭，本身是沒什麼症狀啦，一直找不到原因。」學長說。

「來，你可以試試看講幾個腎衰竭常見原因給我聽嗎？我們可以一起看看她的抽血和影像檢查。」學長接著又說。

臨床學習大多是這樣，老鳥帶著菜鳥講解病情、訪視病人，然後菜鳥回家自己讀點書，漸漸地累積臨床實力。

「蓋瑞，那麼這個病患就討論到這邊，你回去可以讀讀看腎病症候群，改天有空再來討論。」學長吩咐我說。

「OK！謝謝學長！」我回答。

填表初體驗

那時候，我還是個懵懵懂懂的乖乖牌醫學生，在學習後的第一件事，就是從口袋裡掏出學習護照，準備把今天的學習內容填進護照裡。

理論上這是點開電腦系統查一查就好的小事，但大多時候，整個護理站的每一台電腦都會有學長姐在使用，所以我排了十分鐘的隊，趁某位學姐離開護理站的空檔，速速把握時間，把病歷號碼抄進了格子裡。

「馬的，下次一定要事先記下病歷號碼，有夠麻煩。」我心想。

第二格，學習內容：

這個病患是腎衰竭而需要腎臟切片，但有寫過學習護照就知道，學習內容可不是簡單的寫上「腎臟切片」四個字就好的，必須填上相對應的英文代碼，而代碼對照表在護照的第一面，洋洋灑灑的如下：

- 發燒
- 頭痛／頭暈
- 全身倦怠
- 心悸

．胸痛
．咳嗽／呼吸困難
．腹痛
．體重減輕
．食慾不振
．噁心／嘔吐
．黃疸
．排便異常
．水腫
．寡尿／多尿
．下背痛／關節痛
．皮疹
．焦慮／失眠

很不幸的，這位阿姨是健康檢查時意外發現的腎衰竭，根本沒有主觀的症狀，所以上面十七項的代碼根本沒任何一個能填進去，還花了我幾分鐘再次回顧病史，試著找出可以勉強填上數字的擦邊球症狀。

「算了，先跳到下一格吧……。」無論怎麼想，沒症狀就是沒症狀，這個根本沒辦法填啊……。

第三格，學習方式：

接著，又要翻到第一面去對照學習方式的代碼，填上對應到 ABCDE 的學習方式，到這邊已經有點失去耐心了，怎麼每一格都要查一堆代碼啊？

寫完還要找學長簽名

好不容易填完後，我只剩下最後一個任務：找到小顏學長請他幫我蓋章。只不過，在當下環顧四周，剛剛還在護理站忙進忙出的小顏學長早已不見身影，人咧？

「你要找小顏喔？他去幫病患掃超音波了啦！」某位護理師說。看到我像無頭蒼蠅般在護理站亂晃擋路，護理師看不下去，好意提醒我。

「喔喔！不好意思，那請問小顏學長什麼時候會回來呢？」

「大概下午五點吧？你先在討論室等他好了。」

那時候是下午三點，為了蓋這個章要等到下午五點，這種事實在太沒效率。

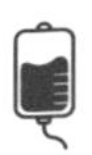

所以，我決定隔天再來找小顏蓋章。

隔天，早上小顏去跟門診，當他下午回到病房時，我則正好被排了和其他主治醫師的討論課，再次擦肩而過。

再隔了一天，歷經千辛萬苦，我終於和小顏碰到面，請他幫我在學習護照上蓋章。小顏早就聽說有個見習醫師四處在找他，而當他發現我只是為了蓋學習護照的章時，他放聲大笑。

「哇！蓋瑞，你知道學習護照大家都亂寫的嗎？」

「蛤？」

「這本學習護照太麻煩了啦，你以後不用找我蓋章，直接在指導醫師那邊假造我的簽名就好了齁。」

「學長……這樣好嗎？」

「菜逼巴，認真寫學習護照是很浪費生命的事，你以後就會知道學習護照真正的寫法了。」小顏甩一甩白袍的衣袖，帥氣的轉身離去。

此話當真不假，一來病患的病情千百種，前面提供的代碼和學習方式根本常常不知道能填什麼，二來最後要找指導醫師蓋章時，又不一定能順利遇到當時指導的人，畢竟我們常常每兩三個星期就換病房，每個人又都有自己的臨床業務，運氣不好的話，搞不好一整個月都見不到面。

發揮文采的時刻

更何況，這本護照就像前面說的，有上千上百個格子要填，後面甚至還有心得要寫，乍看之下還以為是給小學生的作業，就像下面這種鬼東西：

單元學習反省實踐：從經驗中學習與成長

一、您於訓練中所遇到困難或不舒服的經驗？建議您將正面與不是那麼正面的部分記錄下來。

二、此經驗對您有何影響？此經驗對病人有何影響？此經驗對整個團隊有何影響？

三、您是怎麼從經驗中學習的？如果再次遇到類似的情況，您下次會怎麼做？

自我學習評價

一、學習中您認為最寶貴的是哪個部分？
二、指導老師給您哪些意見來協助您達成目標？
三、您將如何根據意見修改自己的學習目標與生涯計畫？

更糟的是，這裡每一題都會給予你一整面的空間讓你好好的發揮，前面填格子就已經很浪費時間了，現在還要手寫作文，問答題目還逼你寫出充滿官腔的八股文，蠢到不行。

到了最後，真的如小顏說的，醫學生們漸漸地都會領悟出寫學習護照的奧義，愈寫愈精簡，愈寫愈潦草，只要有筆跡有字就好。

學習護照的身世之謎

為什麼會有這麼神奇的學習護照呢？陳憤世主任說，這是最高層的長官們一起開會出來的結果，主要是為了評鑑所需。評鑑才是真正的大魔王，學習護照只是魔王手下的小兵，大概就像雞米花在肯德基XL套餐裡扮演的配角一樣，基本上可有可無。

「而且齁！馬的咧，你們要知道，我們的評鑑超混亂，一堆妖魔鬼怪，超多有的沒的制度，每個國家的制度混在一起。」陳憤世情緒憤慨的幹譙著。

說實在，對於這樣的場景完全不難想像。

今天長官A到了美國去參訪，一到美國的醫院，美國人向A吹牛起他們為醫院制定了多完善的考核，每個人事單位如何的檢視下面員工的工作情況，應用了哪些聽起來很厲害的評鑑規章。

「握！美國這套真的很優秀，我看台灣應該要引進。」長官A一邊吃著招待的牛排，一邊尋思。

同一時間，長官B到了日本參訪，在日本的兩週，B被熱情的招待，同時感受到日本醫療文化、職場倫理的美好，B覺得，日本式的醫療模式與評鑑該被引進台灣，而且刻不容緩。另外，這個時候，長官C正在德國，而長官D則在法國，眾多長官們散布在各個國家。

回到台灣後，整坨拉庫的長官們聚在一起開了評鑑相關的會議，每個人把自己國外的經驗帶回來，並提出各自對台灣醫療評鑑的看法。正常來說，在這樣的會議中理當討論出一個共識，並且為這個共識一起努力。但台灣的會議通常劍走偏鋒，每個人提出自己的看法後，誰也不讓誰。

「Dr. Michael說得很好，這個齁，員工要有足夠的工作態度和熱情，才能帶給病患最好的care！態度和熱情都要教的，也才不會去在意工時。」A說著，還不可一世的環視全場。

話才講到一半，B馬上打斷他。

「我的好朋友啦，在日本發過很多paper的山口教授在院內引進的責任制，厚，那個規範的精細和明確，是我認為台灣一定要走的方向。」B說著。

「另外，我跟山口，還有東大的那個野村都認識很多年了啦！」B繼續說。

這是B這場會議的第五次跳針。

長官們雞同鴨講一陣子後，各派人馬爭得面紅耳赤。

然後，就會有一位整場都在打瞌睡或用手機的最資深長官出來緩頰順便做總結，雖然聽他一講話，就可以知道八成他都沒在聽，不過，由於他輩分地位最高，所以他必須講點什麼。

「欸，那個齁，幾位的意見都很好，都是台灣、我們醫界很需要的齁，我想，這些意見都可以再討論啦齁，很謝謝各位願意分享。」

「襪！這個時間也差不多了齁，那麼很感謝今天各位的參與啦！」

然後，就莫名其妙的散會了，夭壽。

評鑑制度成為了大魔王

台灣的評鑑該學誰呢？說實在，各國風土民情都不一樣，台灣又有著世界上罕見的健保制度，學誰好像都不太對。更何況，你到國外參訪，每個國家都馬想盡辦法只呈現好的一面給你看，短短幾週的時間，大概也只會看到一脈和諧的表面，檯面下的問題藏得好好的。

但無論如何，最後長官們經過多次開會後，決定各國都學一點，美國、日本歐洲都來，Ａ長官來的時候我們就呈現美國的ＳＯＰ給他看，Ｂ來的時候就走日系，Ｃ和Ｄ則只會看到歐洲的指引，下面做事的人疲於奔命，為這四不像又不適合台灣的考核焦頭爛額。

更何況，我們還沒說到這些評鑑很多都是在喊口號，乍看之下充滿浩然正氣和使命感，但仔細看條文會以為是在搞笑反串的那種。

蓋瑞醫師的OS

經過四不像學習護照的考驗後，相信許多醫師都已老僧入定，心平氣和且熟練地高速寫學習護照不是夢。

VOL.02

惱人的評鑑（下）

評鑑來臨時，忍者開始出沒在各個病房

逃避很可恥但有用。
醫師面對評鑑的態度也和大家都一樣，能躲就躲！
除了增進醫術，也要不斷精進忍術，
尤其當評鑑來臨時。

上網 Google 評鑑的宗旨，大家可以看到像中小學作文徵稿一樣的制式作文：「醫院評鑑是確保醫療品質及病人安全的方式之一，期許能藉此協助受評醫院有效率的呈現實際作業情況與成效，並讓評鑑委員能客觀、有效的進行訪查，且提供醫院實質之改善建議，以持續提升國內醫療照護水準，最終獲益的是全國具醫療需求的民眾。因此請各界支持醫院評鑑之存在與價值。」（出處：衛福部）

評鑑的初衷是要讓病人得到更好的醫療照護，實際上則因為醫院的醫療業務太多，在公務以外還要疲於應付評鑑，病患得到的醫療品質究竟是變好還是變差，每個人看法不一。況且，所謂的評鑑也大多是檢查紙本作業，以及隨機抽考一些和現實完全兩回事的小知識，就像機智問答一樣，十分綜藝。

評鑑小次郎阿傑：終極遁逃術

多數醫院員工對評鑑都是充滿無奈，當面臨隨機抽考和一大疊文書作業的考驗時，院內員工們彷彿都變成了忍者，使用各式各樣的忍術來面對評鑑大魔王。

首先是經典款忍術，遁逃之術，用於應付評鑑委員的抽問，精通這門忍術的忍者，非學長阿傑莫屬，在忍界人稱評鑑小次郎。

阿傑從學生時期就勤練隱身術，忙裡偷閒的技巧爐火純青，屎遁尿遁之術信手拈來，輕易自在。在大五和阿傑一同被分配到同一病房時，我親眼見證了這位史詩級忍者的精湛忍術。評鑑的某一天上午，阿傑的公務機響了，他在小教室裡放下自己的早餐，懶洋洋的接了起來。

「喂，阿傑嗎？我總醫師啦，評鑑抽到你噢！現在方便來和委員應答嗎？」總醫師在電話那頭問著。

「學……學長，不好意思，我……我在大便……吃……吃壞肚子了……。」阿傑說道。

「……還好嗎？」總醫師問道。

「學……學長，真的很不舒服……等我好了一定馬上過去……。」阿傑說著。

「喔喔，學弟你慢慢來沒關係。」總醫師答道。

很明顯的在這個對話中，「慢慢來」只是個客套的用法，一般人都馬趕快衝過去，但身為評鑑小次郎的阿傑可不會這麼想，公然撒謊就算了，他還慢條斯理的把早餐拿了回來，一邊啃著一邊滑手機。

十分鐘後，學長又打給了阿傑，告訴他不用過來了。

「阿傑，你不用過來了，評委改抽另一個人了。」

「啊！是是是！學長不好意思，真的很抱歉。」阿傑回答著。

「現在怎麼樣了？」總醫師問。

「啊！謝謝學長關心，通體順暢。」

阿傑屎遁的精髓在於不管他屎遁的意圖再怎麼明顯，他還是會很敬業的把整齣戲演完，不管屎遁尿遁的招術用過多少次，他都會不厭其煩，不怕被譙的再三使用，讓上級醫師們除了心中暗自碎念「馬的，這傢伙也太常腸胃炎」以外，對他基本上是無可奈何。要達到阿傑這種境界，需要極厚的臉皮以及對於未來極度的樂觀，畢竟醫界很小，頻繁使用屎遁的風聲傳了出去，對於生涯會有什麼影響沒人知道。

不過大忍者阿傑和我們並不一般見識，三不五時有會議查房點名或者評鑑時，他的腸胃炎就會再次來襲。

評鑑太郎詹姆士：進階忍術的七十二種變化

然而，在我們交友圈裡，存在著一位傳説級的忍者，阿傑的忍術對他而言只不過是半吊子，不成氣候的笑話，這人正是擁有濃厚腳臭的詹姆士，忍界尊稱他為評鑑太郎。

詹姆士的忍術強的讓人屏息，即便是臉皮超厚的阿傑，在他面前也不過是螻蟻一隻，大概就像台北天母國小足球隊對上巴西國家隊一樣的絕望。找藉口遁逃這種最基本的忍術他自然是得心應手，除此之外，他還加入了多重元素在遁逃中。

「詹姆士醫師在嗎？咦？剛剛還有看到的啊？」某學長問。

「學長，詹姆士請我幫他報病史，他有急事。」某學弟回應著。

有時候是隱身術，有時候是替身術，更厲害的，連金蟬脱殼之術都有，他會脱下他的白袍，和聽診器一起塞入後背包，偽裝成普通的病患家屬消失在醫院裡，讓人目不暇給的遁逃之術。評鑑的抽考抽不到他以外，就連滿滿的紙本文書作業，詹姆士都能用驚奇的招式把它們各個擊破。

第一個出現的忍術也是經典款之一，影分身之術，適用於會議紀錄和各種沒人有空細細檢查的文件。詹姆士只要每次要寫紙本作業，一次都是拿起兩張紙，一手寫一張，兩張紙都鬼畫符似的寫了滿滿的、沒人看得懂的英文後，在紙張最下面蓋上自己的印章。

說實在，這個術式並沒有什麼特別的，不少人都是箇中高手，詹姆士的厲害之處，在於他還會加入更進階的元素，七十二種變化。

某天早上，我走進護理站裡的醫師室，發現三個學弟正埋頭寫著作業。

「哇學弟們流年不利啊，教學部又要教什麼作業了？」

「學長早。不是教學部的作業啦，這是科內的會議紀錄，我們每個人都要寫一篇，還有個案報告要交呢！」

「哇！辛苦了，大五竟然要和我們寫一模一樣的作業，慘啊！」

當下我沒有多想，但我印象中，大五的學生應該是不用寫個案報告和治療討論的，不過很難說，難保制定醫學教育的大老們又想出了什麼新把戲來惡搞學生也不一定。隔天，詹姆士帶著一抹神秘的微笑，把一疊紙塞進自己的櫃子，滿面春風地笑著。

「詹姆士，你在開心什麼？」禁不住自己的好奇問著。

「哼哼哼，我的作業都已經拐學弟幫我完成了，姆哈哈哈哈哈！」詹姆士大笑的說著。

「蛤？」我回應。

「我叫那三個學弟一人一篇，把我這幾週的教學紀錄都KO了啦，哼哧！」

忍者大師按捺不住喜悅的奸笑了起來，中二到一個極致。這也正是他在影分身之術裡融入的個人絕招，日本漫畫常見的魁儡之術，利用階級誘拐逼壓學弟們（沒錯只有學弟，學妹們很安全）來協助紙本作業，就像操縱傀儡一樣，行雲流水的掌控全場，非詹姆士莫屬。

終極忍術：貍貓換太子之術

不過，詹姆士被尊稱為評鑑太郎的最主要原因，還是來自於他那驚天動地的幻術：貍貓換太子之術。

學習護照是醫學生的心頭大患，要花費無數的時間去填空格寫心得，每本護照都寫著自己的姓名，想用魁儡之術操縱學弟來寫基本上不可行，更何況每篇心得和學習紀錄後面都要有上級醫師蓋章審核，讓各種忍術的施行都阻礙重重。

面對最艱難的學習護照，沒有按部就班定期寫護照的後果就是，審核前得花費大量時間抱佛腳，狂抄猛寫，最後想辦法讓上級醫師的章蓋在審核的格子，抄捷徑的可行性很低。

然而，對於忍術大師詹姆士來講，這些都是凡夫俗子的煩惱。在交學習護照前幾天，所有人無不把握工作上的零碎時間，瘋狂的動筆狂寫學習護照，賣命的兩兩互抄，唯獨詹姆士坐在電腦前面，悠哉的看著病人的抽血數值喃喃自語。

「詹姆士你護照都寫完了？」我問。

「那當然。」詹姆士回答。

「真的假的啦？這麼厚一本欸！」我又問了一次。

「哼哼哼……姆哈哈哈哈！」就像每個魔王級角色在放招式前都會奸笑一段，詹姆士也仰天長嘯。

「就讓你看看我的學習護照吧，姆哈哈哈！」詹姆士說著。看著一臉狐疑的我，詹姆士遞來一疊本子。

我拿起本子仔細端詳，封面那醜陋的標楷體，內頁冗長的說明和芭樂的口號，搭配摸起來那粗劣的質感，這……這是學習護照沒錯。只不過，翻開詹姆士的學習護照，會發現很違和的現象，以往寫字如鬼畫符的詹姆士，學習護照裡面卻是滿滿娟秀的字體，工整乾淨，並且認真的把每一格填好填滿。

「欸！這不是吧，你的字有這麼漂亮？」我問。

「沒錯，這是學姐小周的學習護照，我死纏爛打才要來的。」詹姆士說。即便如此，封面的姓名確實大大的寫著詹姆士醫師，難不成他，用了那招……？

看著一臉不可置信的我，大忍者詹姆士滿意的點了點頭，娓娓道來。

「我想你也懂了吧！蓋瑞，我先把自己的包皮拆了下來，學習護照的包皮，你懂吧？割包皮那樣？」詹姆士說著。

慢著！一般人都叫那個封面吧？

「接著，我把我的包皮套在了學姐上面，我是指學姐的學習護照，當然我是請外面影印店幫我的，他們比較會換包皮。」大概是醫院待太久的遺毒，詹姆士無法用「封面」兩字來敘述書本的最外頁，但無論如何，那是我這輩子第一次見識到這樣的忍術，也讓我對詹姆士的勇氣和變幻莫測嘖嘖稱奇。

「忍術：包皮置換之術！姆哈哈哈哈哈！」詹姆士笑著說。

不過，我還是比較喜歡叫這招狸貓換太子之術。

蓋瑞醫師的OS

醫院評鑑雖然是確保醫療品質及病人安全的方式之一，但是繁瑣且流於形式的文書作業只會迎來忍者們的忍術不斷精進。

VOL.03

公務機的鈴聲也有事

風格要在小地方呈現

拿到公務機後，鈴聲的選擇成為了一個大問題，
每種鈴聲都會有相對應的副作用，
如何拿捏鈴聲的風格與自己的偏好，
呈現個人特色也是一門學問。

「叮叮叮叮叮，叮叮叮叮叮。」

用公務機內建的鈴聲雖然方便，但副作用就是實在是太容易撞鈴聲。鈴聲一響，每個人開始翻找自己身上的口袋。褲子口袋拍一拍，白袍口袋拍一拍，一陣手忙腳亂後，才發現根本不是自己的公務機在響。

最愛的鈴聲成了魔音

為了不讓這種事天天上演，拿到公務機的第二個月，我把手機鈴聲換成了自己喜歡的歌，Sam Smith 的"Money on my mind"。

這首歌的好處在於它的歌詞很符合實習醫師的窘境，歌詞大意是：「我這個人齁，做事不是為了錢啦，我做事情都是因為我喜歡柳……」

搭配實習醫師一個月一萬五的薪水，這些話簡直無比勵志，更棒的是，這首歌的旋律比一般流行樂還要文青，對於一直想要用文青掩飾自己肥宅身分的我來說，再完美不過。

一開始被 call，我享受著假文青的氛圍，肥宅友人聽到我背棄了日本動漫音樂，還會詫異的看著我。不過，好景不常，隨著臨床愈做愈久，甚至有時候，一天會聽到數百次這首歌，說真的，扮演假文青的快感與熱情早就都不在了。

三個月後，這首歌成了我最討厭的歌。

品味崩壞的我

為了怕自己一個個把喜歡的歌變成不喜歡的歌，我挑了一個內建的鈴聲當公務機鈴聲，盡量不要和同事撞鈴聲，也不要顯得自己很沒 sense，暴露肥宅的身份。

我本來對自己的品味還算有自信的，但最近卻屢屢受到嚴重的打擊，尤其是昨天值班搭電梯時。

「咚咚咚……咚咚……咚咚咚……」

聽到自己的公務機鈴聲，我下意識的拍找白袍口袋，找到公務機準備接聽時，卻發現沒人打給我，也沒有未接來電。

咦啊？可是鈴聲還在響啊？

「喂？阿雄噢！哇底病院看官哥啦！哎唷喂！哩馬幫幫忙，厚啦！厚啦！哈哈哈！呵呵呵，你來地下室啦！」

轉過頭，一個染滿頭金髮的中年男子嘴裡叼著牙籤，滿臉紅通通又充滿酒氣，一邊磨蹭著自己的兩隻黑拖鞋，一邊用電梯外面大概都聽得到的音量大聲講著話。

原來我的品味是屬於台客大叔 style，自信一落千丈。

蓋瑞醫師的 OS

醫師的公務機響起是每天的日常，挑選一個不會跟人家重複的鈴聲，能代表自己的 style 又要不聽到怕，也是挑戰啊！

VOL.04

秒醒特異功能

老J的清醒方式

公務機一響起，就要趕著上工，
當凌晨接到電話時，
我們要怎麼趕走瞌睡蟲，
保持腦袋的正常運作呢？

常常會有人問我們，值班時假設在凌晨接起電話，是如何保持腦袋清醒呢？這是個有趣的問題，但很遺憾的，這個問題的前提就錯了，誰說值班醫師接起公務機的當下，腦袋一定是清醒的呢？

連續工作後小憩片刻，然後沒多久被電話叫醒，這種時候腦袋要百分之百清醒的難度，簡直媲美公立高中讀三年然後學校運動服不能有酸臭味，兩者都是魔王級的挑戰。

非打不可的電話

就以醫師老Ｊ來說好了，他是在大醫院值班數十年的婦產科醫師。

和許多醫師一樣，老Ｊ也面臨了失眠的困擾，畢竟睡眠作息並不規律，時不時的睡眠剝奪以及在凌晨時精神亢奮，在在都加重了失眠的風險。為了讓自己能入眠，他固定在睡前服用助眠藥物，數十年如一日，而這類型藥物能助眠的學理機轉，不外乎讓你迷茫、讓你腦袋運作變慢，總之吃下去很ㄎ一ㄤ，很昏沉都是合理的。

某天凌晨兩點，一位在老Ｊ門診追蹤的孕婦突然破水，來到急診室時不僅子宮收縮頻繁，子宮頸也開了不少公分，可以預期分娩是很快會發生的事。

「快！打給老Ｊ！」值班學長大喊。這名孕婦曾在門診時，指名要老Ｊ親手接生她的寶寶，非老Ｊ不給接生。

「（嘟嘟嘟嘟嘟嘟）喂，老Ｊ嗎？」電話終於接通了。

「嘿！是是是是……來，你說你說厚……」老Ｊ回答。

「你有一個病患從急診住院，懷孕第二胎，三十五週破水，子宮頸已經開四公分了！」值班醫師快速地報告著。

「……喔厚……厚……」老Ｊ依然淡定的回應著。

「老，老Ｊ？聽得到嗎？」值班學長緊張地向老Ｊ確認。

「……聽得……可以……厚……」老Ｊ的聲音開始斷斷續續。

「老Ｊ！病人要生啦！」值班學長警覺事態不妙地大喊著。

「哎唷喂！那麼大聲幹嘛，我現在去。」電話掛上了。

老Ｊ直到最後一刻，才從迷茫的狀態醒過來，然後用不知道什麼樣的交通方式前來醫院，想想如果他開車的話，也真是夠危險的。

大師兄回來了！

大概一小時後，老Ｊ走進了產房，眼神迷茫呆滯的盯著前方，一語不發的往前走，搭配那時候他因為打球受傷而一跛一跛的走路方式，看起來就像是喪屍片裡被病毒感染的醫師喪屍。

「厚，小姐來……聽我的話用力……唷……」老Ｊ不疾不徐地伸出雙手。

「啊啊啊啊啊！」孕婦在手術台上痛苦的哭喊著。

「來噢……水唷……厚！再一次……就行……溜……」老Ｊ還是一脈輕鬆地緩慢吐出話語。

「呀！ＹEEEEEEEE！」這時候老Ｊ手上托著一名嬰孩，正初試啼聲。

在整個自然產過程中，老Ｊ都像吸完大麻一樣，講話輕飄飄又慢條斯理的，和產婦激動的哭喊聲成了強烈的對比。

「水……生出來溜，厚……胖嘟嘟捏……水唷……」老Ｊ說著。

「來……厚……胎盤出來……厚！來偶們縫傷口……」迷茫狀態下的老Ｊ熟練的拿起針線縫會陰，出乎意料的，老Ｊ沒幾分鐘就行雲流水的縫完傷口，收拾完畢準備走出產房。

醒了，這傢伙醒了，大師兄回來了！我內心雀躍地以為。

在走出產房前，老Ｊ突然想到了什麼，回過身來拍了拍我的肩膀說：「先生，恭喜你溜！小孩很健康！」老Ｊ眼神迷茫地對著我微笑。夭壽，這傢伙根本沒醒，誰跟你先生。我心裡的OS正不可置信地吶喊著！還好，孕婦的老公正把老婆晾在一旁，興奮的用相機對焦自己的小孩，狂按快門拍照，所以也沒注意到老Ｊ不是在跟他說話。

不得不說薑還是老的辣，我後來知道老Ｊ服用的助眠藥物後大吃一驚，使用如此強力的藥物還能完成接生，換成是我的話，大概連臥室門口都走不出去。

除此之外，我還想要呼籲爸爸們不要在小孩一生出來就不管老婆，隔天早上我再去看那位產婦時，她老公跟我說他本來以為老婆會累到睡著，想不到竟然還是打起精神唸了他一整晚。

蓋瑞醫師的OS

醫師都是歷經千山萬水的修行才能養成的，從老J腦袋渾沌時還能輕鬆寫意便可見一斑！

VOL.05

里民服務（上）

醫界的料理達人

醫學訓練除了包含在醫院裡的病房和門診教學，
也會安排到社區或者基層診所，
除了進一步認識一般大眾的健康觀念，
也能參與最前線的疾病預防和健康宣導。
離開白色巨塔的醫師們，會遇到什麼哭笑不得的事呢？

「明天早上九點，你們五個人要到信義區景X里參加里民健康活動，記住不要遲到！」

「你們齁，平時都待在醫院象牙塔內，這種深耕社區的活動反而是學習的好機會，千萬別小看基層醫療。」誠如主任所說，現代醫學除了治療已經生病的人外，更大的部分是建立在疾病預防和衛生觀念倡導。

「好好學習啊，別以為醫學就是你們在醫院看到的那樣，大錯特錯，偏遠地區和你想像的絕對不一樣！」是說，主任講話也太咄咄逼人了吧？更何況，信義區景X里到底算什麼偏遠地區，根本就在台北 101 隔壁。

「蓋瑞你有在聽嗎？我剛剛說明天幾點要到？」

「呃⋯⋯九⋯⋯九點？」

「八點五十！上課要認真聽啊，你們年輕一輩最缺的就是態度，了解嗎？」

「了解，主任不好意思，謝謝主任。」

主任長嘆了一聲後，搖搖頭走出教室。

即便不明就裡的被訓斥了一頓，我仍心如止水，多虧醫院帶給我的訓練，讓我六根清淨萬物皆空，體認到唯有前輩和主管的話才是真理後的我，早已立地成佛，笑看俗世。

「奇怪，我記得他最一開始明明就說九點到啊？」主任前腳一離開醫師室，同事張燒餅馬上略帶笑意的對我說。

只能說，語言真的能蠱惑人心，前一秒才在心平氣和我佛慈悲的本肥，在聽到這句話後修行立馬破功。

「馬的咧！主任超機車，自己明明就說九點！」

「我下次一定要在他的熱美式裡面加龜甲萬醬油，他奶奶的！」不再是得道高僧的我，瘋狂的造口業吹牛著自己的復仇計畫。

料理奇葩：燒餅

隔天早上八點半，張燒餅騎著機車，風塵僕僕的載著我前往里民活動所。

「喏，你要吃嗎？燒餅？」在機車上，他遞給我一個紙袋。

「噢！謝啦，你們家附近的店嗎？」

「沒有，我自己做的。」

「嘎？自己做的燒餅？」

他的稱號之所以會叫張燒餅，便是從這時候開始，而也是透過和他一路在機車上的聊天，我才體認到高手在民間這句話。

「自己做燒餅？是用烤箱嗎？」

「蓋瑞你在搞笑嗎？燒餅當然要用窯烤才會香啊！」

窯烤？這傢伙當真？

「你……我記得你是租屋的不是嗎？你租的地方有窯？」

「本來沒有，不過我弄了一個大型的，不然做燒餅和蔥油餅都不夠力。」

「你的房東看到房間裡多一個窯，都沒說什麼嗎？」

「沒有，他應該很高興我幫他添購一個傢具。」

到底是什麼狀況？這人真是奇人一枚，而且真的會有房東為此高興嗎？

一路上，我體認到張燒餅對於料理的執著與講究。

「滷汁就是要陳年才會香，才夠入味，我有一鍋從大四滷到現在的滷汁，每天固定拿出來滷。」

「蓋瑞你有吃出我燒餅油酥的不一樣嗎？自己做的哼哼。」

「我最近一直想練習川菜，不過每次油煙只要散出去，防火巷對面的鄰居總是會幹譙說我的油煙辣到他們眼睛張不開，狂流眼油。」

聽著張燒餅精采的做菜史，很快的我們就到達了目的地的里民活動所。

格格不入的醫師們

一到里民聚會場所，才發現里長和里民們對里民活動的重視遠遠超乎想像，現場排滿了桌子並且有著大量穿著背心的工作人員，有量血壓體重的攤位、有來自各間高中職的義工學生幫忙著大小雜務，還有一個個熱心的阿姨，搬來一桶桶的食物和飲料，一碗碗發送給現場的老小。

「各位景X里的朋友大家好！偶素里長XXX！」主持人里長拿著大聲公，

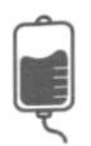

里民健康日像園遊會般熱鬧，剛從象牙塔走出來的醫師要融入比考試還難。

中氣十足的大喊。

「今天是偶們里的大日子！等等柯文哲，丟系偶們柯素長！也會來跟偶們一起共襄盛舉！景X里真正讚！」

在健康日這一天，整個里民活動場所就像園遊會，該有的食物、舞台看板一應俱全，連卡啦OK和舞台燈都搬了出來，不過，在應有盡有、鬧哄哄的會場裡，也有著格格不入的五個人，那五位剛從象牙塔走出來的醫師顯得十分多餘。

「呃，該怎麼辦？這種場合要怎麼參與民眾的健康？」

「我也不知道，想不到健康日竟然這麼像園遊會……」

「不然，我們先去問問里長要怎麼幫忙好了？」在眾人的嘈雜聲中，不知道是誰提出了這樣的建議。

就這麼辦！我們去問里長要如何融入健康日的活動現場！

慘遭里長丟包

我們一行人默默的站到里長身邊，跟著里長後面看他熱情的四處寒暄一陣後，我走上前向里長介紹我們。

「里長您好，我們五個是ＸＸ醫院來的醫師，醫院有幫我們安排教學活動是來參與景Ｘ里的健康日，想請問我們有哪裡能幫上忙嗎？」我官腔十足。

「哎唷喂！那麼多醫師噢！哇哇哇！我都不知道你們要來，噢！這真正讚！」里長停下了腳步，興奮的轉頭打量我們。

果然沒錯，我們自始至終就是多餘的存在，那股格格不入感無比的真實。

「母擱，我們今天血壓站那邊有一個張小姐帶護校的學生們在幫忙了，應該是不缺人了。」里長搔搔頭說。「啊，每個地方好像人都很多了齁，那我也不知道你們能幫忙什麼。」

突然，里長瞥到了一個個鐵桶和蒸籠，靈光乍現的拍了拍手。

「啊哈！不然年輕的醫師啊，你們就去幫陳老師的忙好了！偶們齁，今天有個活動是要做發糕，人愈多愈好。」

不等我們反應過來，里長就遠遠的對著陳老師大喊：

「陳老師噢！偶給你找了好幾個很厲害的幫手厚！都是醫生溜！」語畢，里長馬不停蹄的朝著下一個攤位開心的寒暄去，丟下我們幾人愣在原地。

一日發糕學徒

陳老師是個耿直的阿姨，擅長烹飪的她，在里民健康日負責黑糖發糕的製作，不過，突然被分配到五個醫院來的發糕學徒，她也是一頭霧水。

「欸？你們幾個是醫師？」她睜大眼睛看著默默點頭的我們。

「欸唷！那你們醫師來做發糕幹嘛？啊！算了，來開始做吧，沒時間了！」

對於陳老師的問題，我們也不知道怎麼接話，畢竟我們也不知道我們怎麼會在做發糕。就這樣，我們一行人倉促又茫然的開始了發糕學徒的修練。

健康日這天做發糕的意義在於關懷獨居老人，在這個里內，有許多年邁的長輩早已不良於行，無法出門參與大大小小的熱鬧聚會，而透過主動的製作並且發送發糕給這些平日無法出門的長輩，除了可以了解爺爺奶奶們的生活狀況，也算是獻上一點心意和祝福。

只不過，這次操刀發糕製作的，除了一位資深的陳老師外，還有幾個完全不成氣候的半路出家學徒，看來爺爺奶奶們的發糕堪憂。

「欸這邊，應該每個人都會做，或者看過爸爸媽媽做發糕吧？」開始動手前，陳老師不放心的朝我們問了問。

這……應該沒什麼人會做吧？老師千萬別對我們抱有錯誤的期待啊！

「會，做過很多次了。」

槓咧，哪個混帳亂回答？

轉過頭朝聲音的來源看過去，張燒餅氣定神閒的回答著。

好吧，如果是張燒餅這種奇葩的話，可能真的做過很多次，只不過他也真不上道，不僅沒考慮我們廣大普通人對於做發糕焦慮的心情，還沒考慮到收到發糕的爺爺奶奶心情。

「哎唷不錯，做過就好，那就趕快開工吧！」陳老師滿意的開始備料，萬事休矣。

蓋瑞醫師的OS

走出白色巨塔的我們，透過社區服務，眼界不再局限於病房和診間，朝料理界也邁出了一大步呢！

VOL.06

里民服務（下）

我是那個攪糖水的

是說，發糕的製作真心好上手，步驟基本上沒幾個：

1. 混合糖水。
2. 麵粉、糯米粉、泡打粉、小蘇打粉全部ㄉㄚˇㄧㄉㄚˇ，然後過篩。
3. 混合以上所有東西，攪拌均勻後分裝。
4. 拿去蒸。

簡單歸簡單，不過我們到底為什麼在做這件事？

「發糕的製作，最重要的，在於糖水一定要均勻、透明清澈。」陳老師語畢，拿了一鍋溫水和一包黑糖給我，示意我開始攪拌。

天將降大任於俺也，剛上路就被分配到最重要的工作，看來陳老師應該覺得我筋骨精奇，是塊做發糕的料。

「然後我們這時候也不要閒著，另一個人來篩麵粉、泡打粉、糯米粉，來美女妳來。」陳老師指著女同事阿黑，把篩子和鐵盆一併交給她。

「欸美女啊，妳一定要篩到都沒有一塊一塊的喔，這個步驟是做發糕最最最重要的！」

「那邊那個攪糖水的，欸攪好就趕快來幫忙，待會還要攪拌更重要的東西！」

慢著，一分鐘前不是才剛說我攪拌糖水的工作是最重要的嗎？怎麼一瞬間我的存在便顯得那麼可有可無？

「蓋瑞，你這個糖水和粉要攪拌到沒有顆粒，現在阿捏實在母湯。」

「蓋瑞你裝這麼滿到時候發糕炸出來給你看！八分滿！啊你上面的枸杞和南瓜子要放漂亮啊！」

不過再怎麼簡單無腦的料理，遇上龜毛講究的張燒餅也可以變得很複雜，他一邊熟練的做著發糕，一邊看著我笨拙的手法搖頭糾正，有夠雞巴。分裝完數十個發糕後，只剩把它們拿到蒸籠去蒸了。

「來！那邊那個壯壯的男醫師，你來幫忙搬去蒸，欸小心別弄翻了，這個過程最重要！」又被指名了，然後拜託陳老師別再欺騙我的感情了，搬發糕去蒸是能重要到哪裡？

把發糕一個個在蒸籠裡排列好後，陳老師打開了瓦斯，剩下的就是等發糕成形囉！看來，我們的任務也到了一個段落，可以摸魚苟且去了。

「開始蒸就趕快回去幫忙了，我們今天還要做幾百個！」陳老師腳步匆匆的轉身離去，並遠遠地對著在樹蔭下納涼的我大聲喊。還要幾百個？天亡我也啊！

偷個閒等發糕

走回去的路上，我發現在發放炒麵和貢丸湯的攤位旁，一個熟悉的身影正鬼鬼祟祟的捧著碗埋頭狂吃。

這傢伙不是剛剛在過篩的阿黑嗎？怎麼沒在幫忙做發糕，在這邊偷吃炒麵？

「欸阿黑，妳躲在這邊衝蝦毀？」一開始，這傢伙還試著假裝沒看到我，可惜我不算給她任何裝蒜的機會。

「噓，先偷吃個早餐，實在不想回去和張燒餅一起做發糕，他好囉嗦。」

吾道不孤，遇到張燒餅這種饒富職人精神的發糕大師簡直就是個噩夢，在他的高壓監督下，想摸魚打混也是合情合理的吧？

「那我也來吃個炒麵，晚點再回去，呵呵呵。」於是我也領了一碗炒麵，拿著筷子吃了起來。

「欸！蓋瑞，你剛剛幫忙把發糕拿去蒸，那個要蒸多久啊？」

「老師說十五到二十分鐘。」

「想不到做發糕這麼簡單，好期待成品噢！」

是啊，想想這也是生平第一次做發糕呢，想著想著，也不禁期待發糕出蒸籠的那一刻。

經典款的發糕

決定了，在回去前先回頭看看蒸籠裡的發糕們！

「欸！阿黑，我想先看一下發糕蒸得怎麼樣了，有夠好奇的。」

「喔OK啊，那我也去瞧瞧。」

我們回到了蒸籠旁邊，掀起蒸籠一探究竟。

一掀開蒸籠，白霧撲鼻後，映入眼前的是和坊間一模一樣，三角柱型從正中心往外散出的棕色發糕，即便仍然在成型階段，但由現在的樣子可以預期，這批發糕會長得十分經典。

「喔喔喔，這有夠成功的啦！」我驚呼。

話還沒說完，手上的蒸籠蓋邊緣一滴滴小水滴落了下來，不偏不倚的打中了幾個位處邊緣的發糕。

「欸！蓋瑞，水滴打中發糕了！這樣OK嗎？」阿黑擔憂的看著我手上的蓋子邊緣，那一滴滴的水珠。

「嘎？會怎樣嗎？」

往那幾個發糕看過去，不得了，成型過程中被水滴打到的發糕就像月球表面一樣，坑坑洞洞的，爺爺奶奶的經典款發糕被我升級成隕石砸過的發糕了，不妙。

「夭壽，快！關起來！」

蓋上蒸籠後，假裝沒這回事的肇事逃逸，我們回到發糕製作現場繼續攪拌著材料。

大概十分鐘後，張燒餅帶著第一批完成的發糕回來包裝。

「來蓋瑞，你看看這是怎麼回事，怎麼有幾個發糕上面有小洞？」回來的第一件事，張燒餅便找上了我興師問罪。

「咦啊？奇怪……為什麼會有小洞？」裝蒜打死不承認就對了。

「到底是哪個雷包打開鍋蓋，有夠沒 sense 的……」張燒餅狐疑的盯著我幾秒後，喃喃自語的走了。

發糕學徒結業了？

正所謂熟能生巧，效率愈來愈高的我們，很快便把一批批發糕做完，並且分裝成小包裝，準備交由在地的阿姨們分送給里內的老人們。

「今天謝謝幾位醫師的幫忙，欸那這樣就可以了，等等四個人跟我們去發送發糕吧！」陳老師一邊擦拭著汗水，一邊笑著點點頭。

哦？四個人？所以有一個人可以留下來摸魚。

經過一番猜拳血戰後，最終的勝利者我，得以留在熱鬧的會場四處逛逛吹風，不用在炎熱的太陽下東奔西走，簡直是上天的恩賜。

「再去拿碗貢丸湯吧，呵呵。」我得意的向張燒餅挑挑眉，這垂頭喪氣的喪家之犬。

正所謂得意沒落魄的久，才正準備出發去領貢丸湯，陳老師馬上叫住了我。

「欸那個壯壯的，你沒有要去的話，可以幫張太太搬一下蘿蔔糕嗎？」

只能用一個慘字來形容，抬頭望向張太太的方向，可以看到她的推車上有一疊一疊的蘿蔔糕，而她則笑盈盈的看著我，看來此劫難逃。

搬起張太太蘿蔔糕的那一剎那，我立馬為剛剛猜拳的勝利感到不值，馬的，這一個個直徑媲美 Pizza Hut 大披薩的蘿蔔糕也太重太厚了吧？張太太的蘿蔔糕是要做給整個信義區吃的嗎？

「肖連欸！不錯噢，很會搬蘿蔔糕。」

「握，這個看起來很扎實，密度很高，一塊應該十公斤有。」同事們一個個笑容滿面的提著輕盈的發糕經過我身邊，每個都嗆個一兩句，而我心如槁木。

話說，我們今天不是來參與社區醫療的嗎？做發糕、搬蘿蔔糕，這一切的一切到底是怎麼回事？

蓋瑞醫師的 OS

里民服務完全是不一樣的考驗，考驗之餘，還多了另類專長，也是不錯啦！

VOL.07

天天面對的演講

不打瞌睡的獨門祕方

生命中偶爾會出現不得不聽的演講，
如果聽演講時可以自在的滑手機摸魚就算了，
但仍然有少部分的演講者，
強烈要求台下的聽眾不能睡覺。

「等等演講時，你們年輕人不要講話不要睡覺。」台上的講者推推眼鏡說著。「台灣人跟外國人哪裡不一樣？台灣人都不好好學習坐在後面摸魚，我講給外國人聽時，他們都坐前面認真抄筆記。」

「所以齁，等等我講的『職場工作倫理』，一定要認真聽，J個對你們人生很重要！」

說實在，光看到演講主題就快吐血了，不能打瞌睡又不能找隔壁喇賽的難度自然不在話下，偏偏台灣總是喜歡找高官大老來演講這類芭樂講座，一個不小心便會惹到大老，十分不妙。

聽演講不打瞌睡的大絕招

演講一開頭，投影片的第一頁，立刻大剌剌的用標楷體秀出他的豐功偉業。

「一九七〇年大學畢業（配上白色棉內衣搭配西裝褲的年輕照片）

一九八六年～一九九〇年XXXXXXX顧問

一九九一年～一九九七年××××××××××委員
二〇〇〇年～二〇〇五年×××××碩士畢業……」

更糟的是，他還一個個念過去，每一段都配上自己不怎麼勵志的奮鬥史，第一頁講不到一半，已經過了十分鐘，我也快意識不清了，數度搖頭晃腦差點睡著。

不行，快扛不住了，我決定找隔壁的蔡哥求救。「欸，蔡哥救命，怎麼辦，再這樣下去我一定會睡著然後被抓起來譙。」我輕聲地向蔡哥求救。正專注寫著A4紙的蔡哥聽到我的悄悄話，略略抬起頭轉向我，笑而不語。

「蔡哥你也太猛了吧，這種演講也能抄筆記？」我繼續輕聲的問。

「哼哼哼……哼哼哼。」蔡哥賊笑幾聲，秀給我看他正在抄的筆記，A4白紙上是一堆九乘九的方格，配上稀疏的數字，以及各種記號。馬的，蔡哥這傢伙在偷玩數獨！

「蓋瑞，蔡哥我也救不了你，誰叫我數獨只有一份咧！」

「沒辦法借給你啦，小心別睡著了啊，額呵呵呵呵呵！」蔡哥撂下幸災樂禍的話後，得意的繼續玩起數獨。

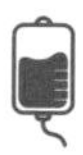
睡什麼睡！會被演講者罵的。

救援失敗的數獨

「睡什麼睡！年輕人一點態度都沒有！」半小時後，蔡哥因為打瞌睡而被演講者點名大罵。看著蔡哥一臉茫然的慌張起身，我不禁納悶，有著數獨護身的蔡哥怎麼會比度秒如年的我還早繳械呢？來打探個究竟。

「欸，蔡哥，你剛剛不是還在唱秋不會度估嗎？怎麼先陣亡了？」我輕聲問。

「槓咧，蓋瑞，這份數獨難到不行，根本解都解不出來，解幾格後超想睡，腦袋就當機睡著了。」蔡哥輕聲回答。

後來，蔡哥回頭查詢他列印的數獨到底是什麼來頭，才發現那是「國際數獨爭霸賽」的題目，普通人要是想保持腦袋清醒的挑戰，難度媲美早上六點起來看淨空法師演講而不睡著，堪稱致命數獨。好險沒借我那一份數獨，一種死裡逃生、絕命終結站的 feel。

蓋瑞醫師的 OS

醫師三不五時就得乖乖聽演講，如何保持清醒不睡著也是一大難關啊！

VOL.08

問診假病人

醫師也要是個戲精

現在的考試愈來愈多元，在醫院裡也是如此。
除了萬惡的筆試外，
我們大約每幾個月就會面臨一次假病人的問診。
這時就不只考驗著醫學專業囉……。

假病人問診的考試方式如下，我們會依序進入一間間小教室，每間裡面都有分配假病人和考官，並且會有相對應的場景和病情設定，要根據病人的症狀來進行問診、病情解釋和處置建議，而一旁的考官則會依據醫學生的表現來給分。題目如下：

「三十八歲男性，發燒三天，請進行病史詢問與理學檢查。」

「十一個月大女性，媽媽覺得她臉色蒼白，請解釋抽血報告並給予衛教。」

「路邊發現年齡不詳男，心跳停止，請進行後續處置。」

考試題目不外乎一些常見的各科疾病，總之題目對一般醫學生來講，如果能「保持冷靜」，並不至於太難。為什麼要特別提到「保持冷靜」呢？因為在考場裡，總是會有讓人抓狂的事，讓人無所適從。

首先，假病人顧名思義的，並不是真的身體不舒服的病人，他們是上過一些相關課程的正常人，在看過劇本後來扮演假病人的角色。

不難想像，大多時候假病人都是兼差的，他們有自己的正職和生涯規畫，也因為如此，並不是每一次舉辦假病人考試時，都能徵召到足夠的假病人。當假病人的招募開天窗時怎麼辦？醫院也不是省油的燈，他們會從擁有的資源中盡可能的找出人來扮演假病人，而正是這樣的東拼西湊，讓假病人面試充滿了變數……。

考驗友情的時候

在我大六還是大七時的假病人考試，給出的情境如下：「五十五歲男性，健檢發現大腸惡性腫瘤，請解釋病理報告並向病患和家屬告知壞消息。」

很生活化的一題，看完題目後，我思索了一下以前教過的醫病溝通技巧，敲敲門走進考場。一走進去，一位黝黑的阿伯神情不安的坐在椅子上，想必這就是得大腸癌的假病人吧？

考官微笑的看著我，示意我可以開始。正當我清完喉嚨，準備開始講話時，我瞥到了站在考官旁邊的兩個假家屬……馬的，那不是鐵甲詠和本班另一位搞笑咖JAY嗎？他們兩人得意的向我笑了笑，挑了一下眉毛，讓我內心方寸大亂，本來想皺眉嚴肅的同理病患，現在只想偷笑。

下海演戲的不只醫學生，還有主治醫師，他們的業務範圍超乎想像。

那次的假病人考試，我講得超級爛，每當我面色凝重的向阿伯提到他的腫瘤檢查，JAY就會激動的搖頭吶喊，跳針詢問並質疑我。

「大哥您好，關於您的大腸腫瘤切片報告，目前病理切片看來是惡性腫瘤。」

「什麼？那是什麼！惡性腫瘤？」JAY飾演的是阿伯的大兒子。

「呃……對，大哥，我真的很遺憾……」

「醫……醫……醫生，那個惡性腫瘤……會……會好嗎？」

「目前還需要更進一步的做檢查，根據轉移情形來做相對應的處置。」

「那個醫醫……醫……醫生，我爸是不是要死了?!」

JAY實在是演得太激動，不僅害鐵甲詠微微笑場，還讓我每次都很難接話，十分夭壽，到底為什麼要安排同學來演假病人啦！系辦如果真的這麼缺人，那還把情境設計得這麼豪華幹嘛？跟病患一個人解釋不就好了？

是說，我後來發現缺假病人好像是個常態，下海的不只醫學生，甚至還有主治醫師，並且能力愈大，責任愈大，主治醫師的業務範圍遠遠超乎想像。

戲精的病人兼主治醫師

我曾經走進考場，發現主治醫師學長李哥面色痛苦的跪坐在地。

「醫……醫師，快……我胸口好痛……」李哥說。

「呃？學長……」我說。

「不……我不是學長……我是病患……醫師快幫幫忙……喘不過氣了……」

學長繼續裝著說。

「喔喔好！我馬上幫你做一張心電圖！」我說著。

李哥不只是胸痛的假病患，他同時還飾演著實習醫師的角色。

「學長你好，我是實習醫師，心電圖做好了，請看。」李哥一秒轉換語氣，爬了起來，從抽屜拿出一張心電圖給我判讀。在我判讀完病解釋病情時，李哥還得時不時的哀嚎一下，十分敬業。

但說實在，這樣的場景實在很不適合考試，一來是先入為主的知道假病人是主治醫師，解釋起病情來壓力倍增，大概就像教美國人英文一樣恐怖；二來是李哥的獨角戲實在是太鬧，讓人不笑場都難。十分鐘的考試過去後，李哥終於不再演戲，這次，他從抽屜再拿出了一張評分單，開始向我講評。

「那個，蓋瑞學弟齁，這次表現得還不錯，不過要注意齁……」

李哥不只一人分飾兩角，還得同時擔任考官，看來工讀生又招不到了啊。

蓋瑞醫師的OS

假病人測驗除了考驗我們面對各式病人時的能力，在某些狀況下也開發了演戲的潛力。

VOL.09

醫師的早起日常

遲到大賽

學生時期有升旗的朝會，
要聽師長訓話，
而醫院也有晨會要參加，
遲到大王究竟都是哪些人呢？

在醫院的上班日，晨會通常會定在七點半以前，好讓醫師們可以在會議後趕上門診或者開刀。七點半這殘忍的時間彷彿讓我們重溫大學以前的夢魘（沒有準時踏進校園就會被教官記下名字的不堪往事），以我而言，換算搭捷運通勤時間和出門的準備，要在七點半到醫院，六點半是最晚的起床死線。

在考上大學後，我天真的以為脱離高中等於脱離苦海，不用再每天趕七點半，直到進醫院後我才發現一切都是夢一場，有時候不只七點半，常常還得六點多就進醫院，夭壽痛苦。

每個月我大概會遲到一天，或許有人覺得我的生活管理大有問題，然而我卻對這個數據十分自豪，並且也從來沒因為遲到問題被主管釘，怎麼回事呢？

遲到大王出爐

所有的好壞都是比較出來的，多虧了同事鄭平頭的存在，讓其他人都顯得十分早起。「除了鄭平頭外都到了，那我們就開始吧！」大約有八成的會議鄭平頭會遲到，並且每次遲到都是半小時起跳，到後來總醫師點人頭時都會自動略過他。

鄭平頭的遲到時間往往太過驚人，讓我以為他住的超遠，每天要從宜蘭桃園趕往台北這類的。

「啊！該死我把學習護照忘在家裡了！現在回去拿。」在評鑑前的某天，鄭平頭懊惱的說著。

「嗯？你要回家拿？半小時後有Ｌ教授的課捏？」

「小意思，十分鐘就回來。」他一派輕鬆的從包包摸出家裡的鑰匙。

那一天，我赫然發現鄭平頭家就在醫院對街，過個紅綠燈五分鐘就到。

「蛤！你家在ＸＸ街那間 7-11 樓上？」我手指著窗外的 7-11，估計不到一百公尺的距離。

「那你怎麼有辦法天天遲到？我還以為你要通勤超過一小時咧！」

看著一臉納悶的我，鄭平頭娓娓道來。

只能走路上班當然遲到

「蓋瑞你這就不懂了，通勤族是不會遲到的，他們會提早做許多準備，如果稍微晚起還會有交通方式的備案，本來要搭捷運公車的，改搭計程車、Uber這類，而我只有走路這個選擇。」

「並且通勤族可以根據選擇的路線有著不同的小確幸，挑選早餐喝喝咖啡這類的，哪像我，上班路上只有超廢的7-11和衛生堪憂的飯糰。」

「所以啊，你們住得遠的，才是最幸福的。」說完，鄭平頭便搭著電梯回家拿學習護照，留下我仔細咀嚼他的一派胡言。回想起高中生活，的確通勤的同學沒什麼人會遲到，他們都會拚死拚活的趕上固定班次的火車或公車，而住在學校附近如我，往往會睡到快遲到才倉促出門，鄭平頭的話好像也不全然沒根據。

蓋瑞醫師的OS

早起趕著參加晨會實在折磨人，但無論如何不要最後一個到就好囉！

VOL.10

美白針

遠近馳名的美白針

美白方式眾多，
在成本和使用效果的考量上不一定成正比。
其中美白針的產品讓人眼花撩亂，
它們的成分到底都是什麼呢？

泰國醫師朋友M來台灣玩之前，上網搜尋了台灣的特產，對於台灣的醫美大感興趣。

「蓋瑞，聽說台灣的醫美十分划算，價格很實惠？」

「嗯嗯，好像是喔。」

「我這次在台灣旅遊除了一定要吃火鍋外，再來就是要去美白一下，有辦法幫我打聽行情嗎？」

「好喔，哪種療程？」

「雷射和用牙線刷臉的那個。」欸！不是，那個叫挽面。

坊間美白方式千百種，十分主流的雷射光療等等自然不在話下，但M對美白針竟然沒太多興趣，反而是好奇「用牙線刷臉」，這點著實讓我意外。

「M，你覺得美白針怎麼樣？有興趣嗎？」

「沒耶，美白針在泰國打就好，打一次十塊泰銖（約台幣九元）。」

「多⋯⋯多少泰銖？」

「十塊，如果有活動的話八元，其實本來更貴的，是在泰國診所的削價競爭下才變成這樣的價格。」

「那本來多少？」

「二十五泰銖（約台幣二十三元）。」根本也沒多貴嘛。

由於實在是很難想像這樣的價格是如何包含人事和耗材成本的，我繼續問M關於她們美白針的成分。

「那妳知道成分是什麼嗎？」

「1％維他命，99％生理食鹽水，有時候我會直接吃維他命，效果我覺得差不多。」好吧，這成本聽起來的確很低。

美白市場的亮點

美白不只在東方文化舉足輕重，在歐美也是廣為盛行，而這也讓美白相關的研究前仆後繼，陸陸續續地也出現了各式各樣的美白療程，從塗抹在皮膚上的產品、口服或針劑治療……一路到各式各樣的雷射機台，其中，美白針大概是蓬勃的美白市場中最受矚目的項目之一。

美白針在多數國家並不被政府當局核准，主要還是缺乏有力的實證醫學的支持，並且可能會造成傷口感染或其他併發症的風險。不過，目前除了少數國家如法國有明令禁止美白針劑，其他國家的美白針都還是風氣盛行，畢竟市場的大量需求就擺在那邊，沒人會白白忽視美白針背後的廣大商機。

一級美白針、二級美白針、普通美白針、超級美白針……等琳瑯滿目的商品一字排開，究竟裡面都混合了哪些成份呢？其實大概也是維生素B、維生素C、傳明酸、膽鹼……等常用成份在排列組合，這些成份大多可以透過口服取得，不須仰賴風險較高的注射，這也是美白針面臨的難關。

其中，傳明酸大概是每個醫生都經手過的藥物，舉凡手術後或傷口止血，傳明酸一直都是醫院常用的藥物。

「懷疑下消化道出血？傳明酸給一下好了。」

「血尿噢？給個傳明酸。」

「手術後的前幾天先給傳明酸。」

不管哪個科別或者醫學實證的強度，沒有明顯相對禁忌症的話，傳明酸的使用對多數醫生來講是可以接受的。

小C學姊的真正動機

某次過年值班時，預計住院的病患出現了眼熟的名字。

「咦啊？這個張XX該不會是那個小C學姊嗎？」看著電腦清單中病患的名字，我問了問病房護理師。

「喔！對啊，就是我們醫院的那個小C醫師，她血便啦！」

過年值班常常會遇到一堆腸胃道出問題的病患，畢竟大魚大肉吃吃喝喝的，肚子不痛一下也說不過去。

簡單的撇過小C的急診病歷紀錄後，我打算直接去找學姊討論處置，病患是醫界前輩的好處之一便是可以詢問他們想要什麼樣的處置，省去許多醫病溝通的時間，也比較不用擔心後續的醫療糾紛。

「學姊好，病史我大概看過了，學姊想要怎麼處置呢？」一進病房，我大聲和小C打招呼。

「喔！蓋瑞今天你值班啊？這次應該是消化道出血，前幾個月照過內視鏡應該是還好，目前也都沒出血了，應該是還好。」

「哦！好噢，那不然開個點滴以及不要進食，觀察一下就好？」從學姊的敘述，大概沒必要開太多無謂的藥物。

「嗯……或許還是開個傳明酸好了。」小C想了想說道，並且告訴了我劑量。這個囑咐十分可疑，或許是出自於預防出血的考量，但我怎麼想都覺得學姊動機沒這麼單純……。

蓋瑞醫師的OS

市面上有許多醫美療程，就連醫師們也很難抗拒啊！

VOL.11

不乖！就要打針

醫師總是孩子眼中的壞人

醫師常幫家長背黑鍋，在小孩的世界裡扮黑臉。

「猴，你太吵了！醫生叔叔來了唷！」

「醫生叔叔要帶你去打針了喔！」

其實我們只想把工作做好啊⋯⋯。

在大多數的情況，我們和被威脅的兒童根本素不相識，在電梯裡或者排隊買東西的短短幾分鐘，我們就被塑造成了十惡不赦的反派，我能想到同樣悲情的職業大概就是警察。

「你再一直亂吐口水！猴！警察叔叔要來把你抓走囉！」

醫警一家親，哪個警察黍叔會沒事外帶個亂吐口水的小鬼走咧？

最常要醫生幫忙背黑鍋的，非阿公阿嬤莫屬，基本上，他們對於祖孫的互動都期望能走含飴弄孫style，在孫子的童年中扮演最慈祥、最天使的阿公阿嬤，壞人都給別人當就對了。

以前在小兒科實習時，就遇過幾次這樣的場景，有一次，一個小弟意外被發現心律不整，在給予治療並且病情穩定後，某一天早上，他的阿嬤主動來護理站要求我們幫他孫子追蹤心電圖。

「拜託你們幫我們家小恩再看一下心電圖有沒有什麼問題好不好？」

心電圖這種東西沒什麼大不了的，在胸口四肢貼幾張貼紙或者用個導極，觀察一下心臟跳動的波形，五分鐘以內解決，完全不侵入也不會痛，是說，如果病患胸毛很多，貼紙貼在毛上面的話，拔下來可能會有點痛就是了。總之，這是個簡單快速的檢查，如果病患強烈要求並且在當下沒有其他要緊的事，幫忙做個檢查並不會造成太大的困擾。

面對小恩這個五歲多的小弟，我決定以和善、有耐心的親子電視台葛格形象來攻略他，用燦爛的笑容和青春洋溢的問候開場，想必會馬到成功。

不過只是做個心電圖……

「弟弟，早啊！哇，今天你這麼乖啊！」

一問候完，夭壽，馬失前蹄，弟弟開始爆哭，拳打腳踢大力跺腳。

「哎唷弟弟怎麼哭了？葛格都還沒開始做心電圖耶？」

「那不然，阿嬤，我等弟弟冷靜下來再來做好了？」看著浮誇的演著戲的弟弟，菜逼巴如我也知道在當下做出來的心電圖大概是歪七扭八，心跳加速的波型。

本來以為弟弟演技那麼破，他阿嬤一定不會買單，想不到卻不是如此，無論我如何解釋，她堅持要我當下做完心電圖。

「我告訴你啦，你待會再來他也是會這樣哭啦！不如我先幫你安撫他，快速了結這件事吧！」

理論上五分鐘可以解決的心電圖，在小恩身上做起來遙遙無期，胸口一共要貼六張貼紙，每貼一張小恩就撕一張。

「阿嬤，幫我讓小恩別一直撕貼紙，貼紙都要不黏啦！」

「哎唷！哎唷！小恩，手手別抓！」

基本上阿嬤的安撫都是在喊口號居多，她並沒有實質的控制住孫子的手，說好的先幫我安撫，說穿了只不過是精神支持法。

阿嬤的安慰

到最後，小恩演得太久入戲太深，開始喊著他好痛。

「哎唷！阿嬤秀秀，黍叔讓你痛痛，黍叔壞壞！黍叔不乖！」

「欸！阿嬤他現在身上連貼紙都沒有耶！」

在當下，我對於答應幫忙做心電圖後悔莫及，明明就是阿嬤來要求的，卻要葛格我背所有的黑鍋，並且全程都叫當時二十五歲不到的我黍叔，心如刀割啊！

「哎唷！小恩不哭不哭，黍叔醜八怪！阿嬤幫你打黍叔！」語畢，阿嬤拿起她家小恩的手作勢要拍我。

學長曾經滿意的看著我說，身材圓滾滾的人在小兒科，都會很受歡迎的，歡迎你來走小兒科。

可惡，學長唬爛我。

蓋瑞醫師的OS

其實我們也像麥當勞叔叔一樣和善的面對小孩子啊！別逼我們扮黑臉啊。

VOL.12

前輩的育兒建議

醫師如何兼顧工作和小孩？

擁有專業醫療知識的醫師們，會怎麼養育自己的小孩呢？會和一般人一樣，第一胎照書養，第二胎當豬養，第三胎隨便養嗎？且讓我們看看名醫H教授的育兒法……。

「小孩子嘛，當豬養就好，吃得好會動來動去就及格了，讓他們哭一哭也不會怎樣，爸媽自己別擔心太多，沒事的啦！」某醫院前小兒科主任H教授曾經這樣拍胸脯保證。

在前輩的提點下，我們決定在第二胎教養方面徹底放牛吃草，貫徹佛系父母的信念，以免在工作和照顧家裡兩個小孩上手忙腳亂。

是說，這件事說來簡單做來很難，別的不說，光放著小孩子哭就是件很煎熬的事。

「嗚哇！啊哇！哇！」凌晨一點，開始啜泣。

「哇嗷！哇啊！」才剛喝完奶拍完嗝，尿布也沒濕，一切應該沒問題吧？先無視再說。

「挖哇哇哇啊！啊！哇哇！」夭壽！愈哭愈大聲，一瞬間還耳鳴了一陣子。

他一大哭不到兩分鐘，我們兩人一定會有人把他抱起來安撫。就算心裡完全不擔心寶寶出了什麼狀況，還是受不了那樣的大哭，主因在於音量實在是太大，噪音大到受不了。

被孩子支配的生活

我記得大兒子小豆兩歲時第一次去上學的那一天，我一路上抱著他時，滿腦都在擔心他上學會不適應，在學校受什麼委屈。

「老師，如果他不能適應的話隨時可以打給我們，我們可以來把他帶回家。」和老師講到這邊時，鼻頭還差點一酸哭了出來。對比之下，小兒子阿包還不到兩個月，我已經期待把他送托嬰的那一天到來，畢竟每天在家的時間都活在被新生兒支配的恐懼下，哭聲有夠宏亮，想當佛系父母都難。

很巧的是，昨天下班後在捷運站竟然遇到H主任的兒子小H。

「欸！小H，我覺得小孩子根本很難照你爸說的方式養，不花點心力去安撫他們到頭來只會讓自己更累！」

「我爸？他又沒養過小孩？我跟我姐都是給外婆和奶媽帶大的。」

「槓！他還跟病人說小孩子放生當豬養，有在吃有在動就好。」

「你別聽我爸亂講，前陣子他孫子一哭，第一個衝過去的就是他……」

和小Ｈ愈聊愈多，才發現Ｈ主任的所作所為根本和他的教學大相逕庭。好比說，Ｈ主任平素最反對寵小孩，就連新生兒也要求盡可能減少抱的頻率，另外，切忌每次小孩一哭就想東想西七上八下。

「小孩子有時候就會無厘頭的哭，會餓、想睡、尿布濕都有可能，啊如果都解決了還哭，那你就給他哭啊？哭一哭說不定就好了咧！」

「我知道你們很疼小孩啦，不過也不要都一哭就抱，久了吼！告訴你，不抱就哭，都不用睡了我跟你們講。」在門診時，他霸氣的為一對抱怨睡眠不足的爸媽指點迷津。

Ｈ主任的育兒經

回到家後，Ｈ主任的所作所為完完全全就是在寵孫子，只要孫子哭得一久，他就會坐立難安，最後打臉自己。

「欸！我孫子在哭了，哭很久，應該肚子餓了吧？」看著在嬰兒床上啜泣的孫子，H主任心如刀割。

「餓個頭咧，半小時前才剛餵兩百毫升的奶齁！」他女兒毫不客氣地回應。

「說不定又餓了啊？我告訴你，我臨床看很多寶寶，每個食量差很多的，說不定我孫子比其他寶寶更會吃啊？」

說好的「哭一哭說不定就好了」呢？而且不只如此，H主任已經抱孫子抱到他女兒鄭重抗議了。

「唉唷唉唷怎麼哭得這麼傷心，齁齁，阿公惜惜，唉唷，阿公惜惜！」

「他要睡覺了啦！爸你把他放在嬰兒床上熄燈就好了！」

「我告訴你，我在臨床上聽到最多的就是，小寶寶一定要立著抱在身上哄睡才能睡得安穩，他們很精明的溜，一放下來包準哭！」

「啊你這樣是要哄多久？你站著手都不會痠噢！」他女兒語帶不耐地說。

「我網球打那麼多，前臂很有力的，況且老了就是要多運動，你說對不對啊！宥宥（高八度娃娃音）！」宥宥是他孫子的暱稱。

看著H主任各種花式抱孫，他女兒也只能嘆一口氣。

嚴以律人寬以待己

說起來，我其實也沒什麼資格嘲笑H主任，畢竟我也常常說一套做一套。

「你覺得平常都很累噢？那你就少熬夜，你睡前是不是很常滑手機滑很久？」一邊講著這個，我一邊回想自己上一次睡前沒滑手機是幾年前的事。

「阿伯你有空就要多運動，這樣身體機能才不會退化，更健康柳！」望著自己的肥肚和粗腰，心虛了起來。

我猜應該不只我，有許多醫師都在教導病患自己不常做到的事情，雖然立意良善，不過講起來總是有點不自在，一種嚴以律人寬以待己的感覺。

蓋瑞醫師的OS

對病人叮囑時都很會說，但在自己身上又是另一回事囉！

VOL.13

糞便捐贈的療效

吃便便？被塞便便？放棄治療？你怎麼選？

「您好，可以跟您談談糞便捐贈嗎？」

「順手捐糞便，拯救你我他。」

拿糞便來治病，這種事真的無影？

病人真的能接受嗎？

困難梭狀芽孢桿菌，是一種在醫院不少見的細菌，感染這種細菌會造成持續的腹瀉，嚴重一點甚至還可能有致命的併發症，而長期的抗生素使用則是造成困難梭狀桿菌的風險因子之一。

我們腸道的細菌中包含了多種益生菌，假如一位病患因為疾病需求而使用了抗生素，抗生素沒有自動導航，它不只會殺死造成感染的細菌，也可能會攻擊正常腸道內的細菌，最後呢，導致正常腸道內的細菌有了新的生態。

大家可以想成，假設今天有一顆巨型隕石砸向地球，造成人類和所有生物的大滅絕，多年過去，地球上的生命再次從無到有時，在地球上再次興盛的不一定是人類，有可能是昆蟲、或者其他任何的生物。

黃金立大功

困難梭狀桿菌感染並不好治療，益生菌和抗生素效果常常很有限，並且常常復發，說來也不奇怪，畢竟真正重要的是如何讓腸內的細菌生態再次回到健康人類的狀態。不過吼！在目前，有一項治療方式正被如火如荼的研究，甚至已經取得不錯的療效：糞便捐贈。

腸道的生態系平衡被破壞了？沒關係，從別人的生態系那邊借來一批黃金比例，已經取得絕妙平衡的細菌就好了。

你想怎麼用便便治療？

糞便捐贈的方法有許多種，直接用內視鏡從肛門灌別人的大便進去患者腸子，把健康成人的糞便加工做成膠囊吃下去等等，最近在因緣際會下，再次接觸到這個疾病的最新治療方針，不禁感嘆醫學真的超乎人們的想像。

如果哪一天自己不幸感染了這種桿菌，每天狂拉十次肚子，並且傳統治療都無效的時候，醫療團隊向你提出了糞便捐贈的治療。

請問，在下面三個選項中，你會選擇哪一個？

1. 從肛門被灌別人的大便，可以全身麻醉。

2.口服糞便。（糞便可以被做成任何種型態的美食，漢堡、果汁、冰棒什麼的都OK，完全吃不出是大便，也可以選擇用鼻胃管進食。）

3.醫師請讓我繼續拉肚子。

在我自己的問卷統計下，多數人除非面臨嚴重的病情，不然都會選擇繼續拉肚子苦撐。

一級棒的排泄物

「母湯！除非是超級美食配上超微量糞便，不然絕對拉肚子到昏迷！」非醫界的朋友這麼回應我。

只能說，大家還是太天真，太小看人類的想像力了，在糞便捐贈之前早就有許多醫學研究嘗試從人類和動物體內萃取出有療效的成分。那麼，什麼樣的東西不用擔心倫理議題傷害人體，可以大量取得，最好還可以低成本呢？不用懷疑，正是排泄物。

人類對排泄物動歪腦筋也不是近幾年的事了，光從古代就出現的童子尿民俗療法來說，隨著近代醫學的分門別類日漸精確，研究尿液的醫學團隊至少上百個，童子尿這個名詞放在現代還會被嫌不夠精確，是新生兒尿？還是學齡前兒童尿？是男童子還是女童子的尿？還是說童子之身的人的尿？仔細去查都可以找到相對應的研究。

更不用提童子根本是少數的人，除了童子外還有千百種可以在醫學上分門別類的人，老人、中年人、黑人、白人、東亞人以及東南亞人……族繁不及備載，尤其近幾十年醫學蓬勃發展，各種大家想像得到的體液，八成都被納入研究了。

是說，早就有主流藥物是從孕婦尿液提煉出來的，有時候真的對科學的無遠弗屆感到驚訝啊。

蓋瑞醫師的OS

對醫界而言，排泄物可是具有黃金一般的價值，成本低又可以循環利用，哪裡找得到這麼棒的東西？

VOL.14

一起瘋追劇

宮廷劇的超展開

自從宮廷劇風潮開始蔓延後，我變成了聚餐裡的邊緣人。

上次聚餐，本來話題好好的在聊職場，

卻在朋友帶到《延禧攻略》後，豬羊變色，

最後我也不得不開始追劇……。

A：「我覺得齁，其實職場上很多人都像《延禧》裡的嫻妃一樣，漸漸地愈來愈壞的。」

B：「也是，像高貴妃一開始就壞的人並不多。」

我：「……？」

C：「《延禧》真的跟職場有夠像。」

D：「沒錯，在上位者身邊刷存在感、拍馬屁的情節也跟《延禧》裡面很像。」

E：「像爾晴那種，靠著跟在老闆旁邊狐假虎威，看了就不爽。」

我：「……？」

F：「最重要的還是背景、後台啦，生對家庭最重要，你看看弘晝……」

回家追進度

他們熱烈討論的那半個多小時，我除了默默在餐桌上低頭扒飯外，偶爾還得抬起頭來聽《延禧》的話題，萬般冷落，就像被打入冷宮的妃子一樣始終刷不到存在感。更糟的是，連一向都是邊緣宅男的好友阿恭都背棄了我。

「欸！阿恭，最近一堆人話題都在聊宮廷劇，我根本沒辦法聊啊！」

「哦，哪一部？《延禧》還是《如懿》？」

「咦啊？除了《延禧》以外還有別的？」

「有喏，最近還要出新的了。話說，該不會你連《甄嬛傳》都沒發露到？」

阿恭一副理所當然地說。

結束對話後，阿恭語重心長地勸我棄械投降，放棄無所謂的堅持，倒戈一起追劇。

回家後，我開始用超高倍速看宮廷劇，並且在不眠不休的努力後，終於跟上宮廷劇的進度，能堂堂正正地在聚餐上參與《延禧》和《如懿》的話題了。

好巧不巧，在我迎頭趕上進度沒多久，很快地便在一次的重要場合裡派上了用場。

詭異的追劇角度

「蓋瑞啊，我最近在用愛奇藝看劇，你有在用愛奇藝嗎？」坐我旁邊的大老慢悠悠地問我。

「愛奇藝？有噢，我有用！」

「哦？你都看什麼？我最近對《延禧》蠻感興趣的。」

「我……我也是看《延禧》欸！」挖賽，這麼巧？

聽到我也是看《延禧》，大老眼睛一亮，而同樣地，我心頭也無比振奮，以往都是書到用時方恨少，現在才剛看完《延禧》就得以學以致用，一切不捨晝夜的追劇都值得了啊。

「這麼巧啊，那蓋瑞你覺得《延禧》裡面那個ＸＸＸ啊……」

「嗯嗯。」放馬過來吧，我正記憶猶新。

「她做過哪些手術？」

「……咦？」慢著，是要討論醫學嗎？

看著遲疑困惑的我，前輩微笑的看著我，等著我的回應。

「那個，是指……臉部手術嗎？」

「是啊，整型或者微整型都可以。」

「唔……我想想……。」

「其實蓋瑞你也不用想得太複雜，你就從一般東亞臉孔的 feature（特色）是什麼來思考，或者說，你觀察到她和一般女生的臉部骨骼 anatomy（解剖學）有什麼不一樣的地方，比如說 forehead（額頭）和 mandible（下顎）、jawline（下顎輪廓）的 anatomy figures（解剖學外型），你就會有一些答案了。」不是啊，這話題真的被您升級成很複雜的話題啊！

聚會的後半段，大老拿著手機查詢出來的《延禧》宮女們照片，一個個分析可能動過的術式以及術式的精髓給我聽。

「這個額頭齁！應該沒有放假體，但其他填充物的容量絕對不會少。」

「那對這個手術來講……難度最高的是什麼呢？絕對是如何把放進去的假體維持在中線。」

「臉頰這邊有個做法是把骨頭打掉重組……。」

那個，一般都是在看劇情吧？想不到我努力跟上的進度還是沒能學以致用。

蓋瑞醫師的OS

連追個劇都會職業病上身，跟前輩利用宮廷劇討論醫學知識是很酷啦，但我辛苦追的劇都白搭了……。

醫生好忙！

看診、巡房、開刀之外，詼諧又真實的醫界人生

作　　者　蓋瑞醫師
編　　輯　徐詩淵、林宜靜
校　　對　林宜靜、鍾宜芳、林憶欣、徐詩淵、蓋瑞醫師
封面字體　劉旻旻
美術設計　黃珮瑜

發 行 人　程顯灝
總 編 輯　呂增娣
資深編輯　吳雅芳
編　　輯　藍匀廷、黃子瑜、蔡玟俞
美術主編　劉錦堂
美術編輯　陳玟諭、林榆婷
行銷總監　呂增慧
資深行銷　吳孟蓉
行銷企劃　鄧愉霖
發 行 部　侯莉莉
財 務 部　許麗娟、陳美齡
印　　務　許丁財
出 版 者　四塊玉文創有限公司

總 代 理　三友圖書有限公司
地　　址　106台北市安和路二段二一三號四樓
電　　話　(02) 2377-4155
傳　　真　(02) 2377-4355
E-mail　service@sanyau.com.tw
郵政劃撥　05844889 三友圖書有限公司

總 經 銷　大和書報圖書股份有限公司
地　　址　新北市新莊區五工五路二號
電　　話　(02) 8990-2588
傳　　真　(02) 2299-7900

製版印刷　卡樂彩色製版印刷有限公司

初版一刷　二〇一九年三月
一版三刷　二〇二一年四月
定　　價　新台幣二八〇元
ISBN　978-957-8587-59-5（平裝）

國家圖書館出版品預行編目(CIP)資料

醫生好忙：看診、巡房、開刀之外，詼諧又真實的醫界人生 / 蓋瑞著 . -- 初版 . -- 臺北市：四塊玉文創 , 2019.03

面；　公分

ISBN 978-957-8587-59-5（平裝）

1. 醫學 2. 文集

410.7　　108001522

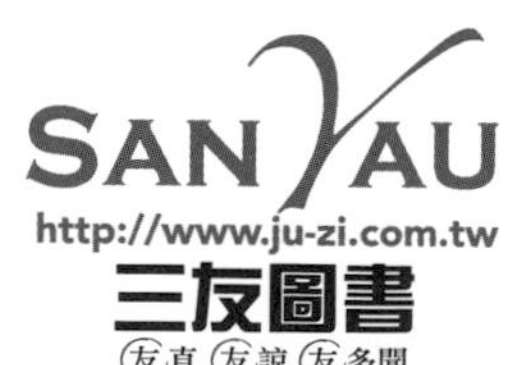

廣　告　回　函
台北郵局登記證
台北廣字第2780 號

地址：　　　縣/市　　　　　鄉/鎮/市/區　　　　　路/街

段　　　巷　　　弄　　　號　　　樓

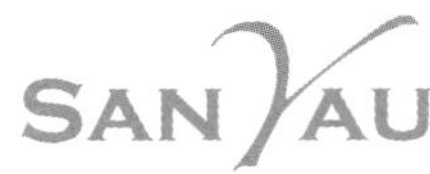

三友圖書有限公司 收

SANYAU PUBLISHING CO., LTD.

106　台北市安和路2段213號4樓

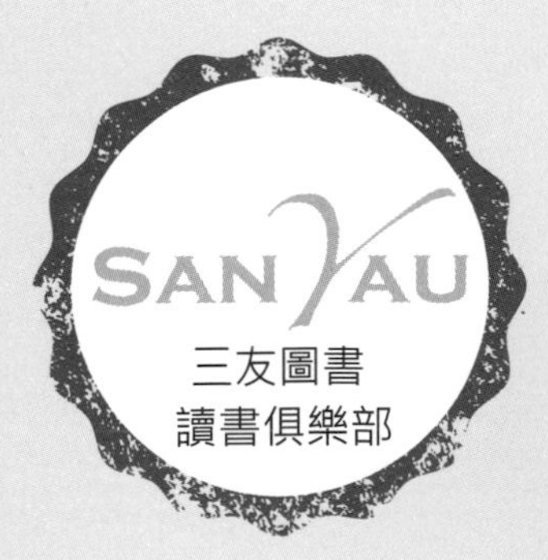

「填妥本回函，寄回本社」，即可免費獲得好好刊。

粉絲招募歡迎加入

臉書／痞客邦搜尋
「四塊玉文創／橘子文化／食為天文創
三友圖書－微胖男女編輯社」
加入將優先得到出版社提供的
相關優惠、新書活動等好康訊息。

四塊玉文創╳橘子文化╳食為天文創╳旗林文化
http://www.ju-zi.com.tw
https://www.facebook.com/comehomelife

親愛的讀者：

感謝您購買《醫生好忙！看診、巡房、開刀之外，詼諧又真實的醫界人生》一書，為感謝您對本書的支持與愛護，只要填妥本回函，並寄回本社，即可成為三友圖書會員，將定期提供新書資訊及各種優惠給您。

姓名 ____________________ 出生年月日 ____________________

電話 ____________________ E-mail ____________________

通訊地址 ____________________

臉書帳號 ____________________

部落格名稱 ____________________

1 年齡
□18歲以下 □19歲～25歲 □26歲～35歲 □36歲～45歲 □46歲～55歲
□56歲～65歲 □66歲～75歲 □76歲～85歲 □86歲以上

2 職業
□軍公教 □工 □商 □自由業 □服務業 □農林漁牧業 □家管 □學生
□其他 ____________________

3 您從何處購得本書？
□博客來 □金石堂網書 □讀冊 □誠品網書 □其他 ____________________
□實體書店 ____________________

4 您從何處得知本書？
□博客來 □金石堂網書 □讀冊 □誠品網書 □其他 ____________________
□實體書店 __________ □ FB（四塊玉文創 / 橘子文化 / 食為天文創 三友圖書 - 微胖男女編輯社）
□好好刊（雙月刊） □朋友推薦 □廣播媒體

5 您購買本書的因素有哪些？（可複選）
□作者 □內容 □圖片 □版面編排 □其他 ____________________

6 您覺得本書的封面設計如何？
□非常滿意 □滿意 □普通 □很差 □其他 ____________________

7 非常感謝您購買此書，您還對哪些主題有興趣？（可複選）
□中西食譜 □點心烘焙 □飲品類 □旅遊 □養生保健 □瘦身美妝 □手作 □寵物
□商業理財 □心靈療癒 □小說 □其他 ____________________

8 您每個月的購書預算為多少金額？
□1,000元以下 □1,001～2,000元 □2,001～3,000元 □3,001～4,000元
□4,001～5,000元 □5,001元以上

9 若出版的書籍搭配贈品活動，您比較喜歡哪一類型的贈品？（可選2種）
□食品調味類 □鍋具類 □家電用品類 □書籍類 □生活用品類 □DIY手作類
□交通票券類 □展演活動票券類 □其他 ____________________

10 您認為本書尚需改進之處？以及對我們的意見？

____

感謝您的填寫，
您寶貴的建議是我們進步的動力！